高等院校化学课实验系列教材

医学有机化学实验

武汉大学化学与分子科学学院实验中心　编

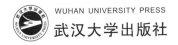

武汉大学出版社

图书在版编目(CIP)数据

医学有机化学实验/武汉大学化学与分子科学学院实验中心编.—武汉：武汉大学出版社,2010.11
 高等院校化学课实验系列教材
 ISBN 978-7-307-08366-0

 Ⅰ.医… Ⅱ.武… Ⅲ.医用化学:有机化学—化学实验—高等学校—教材 Ⅳ.R313-33

中国版本图书馆 CIP 数据核字(2010)第 236485 号

责任编辑：谢文涛　　责任校对：黄添生　　版式设计：马　佳

出版发行：武汉大学出版社　（430072　武昌　珞珈山）
　　　　　（电子邮件：cbs22@whu.edu.cn　网址：www.wdp.com.cn）
印刷：通山金地印务有限公司
开本：720×1000　1/16　印张：11　字数：193 千字　插页：1
版次：2010 年 11 月第 1 版　　2010 年 11 月第 1 次印刷
ISBN 978-7-307-08366-0/R・143　　定价：18.00 元

版权所有，不得翻印；凡购我社的图书，如有质量问题，请与当地图书销售部门联系调换。

前　言

为适应厚基础、高素质、强能力人才培养模式的需要，加强医科学生实践能力和创新能力的培养，在总结多年有机化学实验教学的经验和参考国内外有关教材、文献的基础上，遵照医学专业"有机化学"教学大纲，编写了这本《医学有机化学实验》，供医学院校各专业的学生使用。

本教材共分六个部分：第一部分有机化学实验的基本知识；第二部分有机化合物的分离和提纯；第三部分有机化合物的色谱分析及电泳；第四部分有机化合物的物理常数测定和性质；第五部分有机化合物的合成；第六部分综合性和设计性实验。全书共有 30 个实验，实验中的"注解"内容有利于学生掌握关键性的实验操作方法及安全注意事项；"思考题"有利于学生加深对实验内容的理解；书后的附录可供学生查阅及参考。

教材力求按照由易到难、循序渐进的方式安排实验内容，突出"医用"特色，注重内容的系统性、科学性、先进性和实用性。

参与本教材编写的有杨小钢（第一部分；第二部分实验 4、6；第三部分实验 8、9、11；第四部分实验 15；第五部分实验 19、20、21、23；第六部分实验 24、27、29、30）；路平（第二部分实验 2、5；第四部分实验 14、16、17；第六部分实验 26）；王晓玲（第二部分实验 1、3；第三部分实验 7；第四部分实验 13）；秦旅（第三部分实验 10；第五部分实验 21）；罗立新（第四部分实验 18；第六部分实验 25）；田卫群（第六部分实验 28）；田恒丹（第四部分实验 12 及附录）。全书由杨小钢统稿。

由于编者水平有限，书中错误在所难免，敬请广大师生和读者批评指正。

编　者

2010 年 8 月

目 录

第一部分 有机化学实验的基本知识

1.1 有机化学实验目的 …………………………………………………… 1
1.2 有机化学实验规则 …………………………………………………… 1
1.3 有机化学实验室安全知识 …………………………………………… 2
1.4 有机化学实验的绿色化 ……………………………………………… 3
1.5 有机化学实验常用仪器和装置 ……………………………………… 5
1.6 玻璃仪器的清洗和干燥 ……………………………………………… 11
1.7 塞子和玻璃管的简单加工 …………………………………………… 12
1.8 实验预习、记录和实验报告 ………………………………………… 18

第二部分 有机化合物的分离和提纯

实验 1 从工业乙醇中提取酒精——常压蒸馏法 …………………… 20
实验 2 乙酰乙酸乙酯的提纯——减压蒸馏法 ……………………… 25
实验 3 松节油的提纯——水蒸气蒸馏法 …………………………… 30
实验 4 苯甲酸粗品的提纯——重结晶法 …………………………… 34
实验 5 萘和咖啡因的提纯——升华 ………………………………… 40
实验 6 从合成废液中提取乙酸——液-液萃取 …………………… 44

第三部分 有机化合物的色谱分析及电泳

实验 7 甲基橙与亚甲基蓝的分离——柱色谱 ……………………… 50
实验 8 荧光黄与甲基橙的分离及鉴定——薄层色谱 ……………… 56
实验 9 氨基酸的分离及鉴别——纸色谱 …………………………… 62
实验 10 混合氨基酸的分离——纸上电泳 …………………………… 67

1

实验 11　血清蛋白的分离及鉴定——醋酸纤维素薄膜电泳 …………… 72

第四部分　有机化合物的物理常数测定和性质

4.1　物理常数测定 ……………………………………………………… 77
实验 12　熔点的测定——毛细管法 …………………………………… 77
实验 13　沸点的测定——微量法 ……………………………………… 83
实验 14　折光率的测定 ………………………………………………… 86
实验 15　旋光度的测定 ………………………………………………… 92
4.2　有机化合物性质实验 ……………………………………………… 98
实验 16　糖类的性质 …………………………………………………… 98
实验 17　氨基酸和蛋白质的性质 ……………………………………… 102
实验 18　脂类和胆固醇的性质 ………………………………………… 105

第五部分　有机化合物的合成

实验 19　乙酰苯胺的合成（常量法和微型法）………………………… 110
实验 20　叔氯丁烷的合成 ……………………………………………… 114
实验 21　正溴丁烷的合成 ……………………………………………… 117
实验 22　乙酸乙酯的合成 ……………………………………………… 121
实验 23　环己烯的合成（微型法）……………………………………… 124

第六部分　综合性和设计性实验

6.1　综合性实验 ………………………………………………………… 128
实验 24　微波辅助合成和水解阿司匹林及其结构测定 ……………… 128
实验 25　卵磷脂的提取及其组成鉴定 ………………………………… 132
实验 26　茶叶中咖啡因的提取及分离 ………………………………… 136
实验 27　烟碱的提取（常规法和微波法）、性质和含量测定 ………… 140
实验 28　三七总皂苷提取分离、含量分析及其抗心绞痛药效试验 … 145
6.2　设计性实验 ………………………………………………………… 148
实验 29　复方止痛片成分的分离与鉴定 ……………………………… 148
实验 30　香豆素合成条件的研究（正交实验法）……………………… 151

附录一　某些有机化合物的物理常数 …………………………………… 158

附录二　试剂的配制 …………………………………………………… 160
附录三　常用干燥剂的性能与应用范围 ……………………………… 164
附录四　常用洗涤液的配制 …………………………………………… 166
附录五　常用元素相对原子质量 ……………………………………… 167

主要参考文献 …………………………………………………………… 168

第一部分　有机化学实验的基本知识

1.1　有机化学实验目的

有机化学是一门以实验为基础的学科，学习有机化学必须认真做好有机化学实验。医学院校有机化学实验是有机化学教学的重要组成部分，其主要目的是：

(1) 通过实验，学习有机化学实验的基本原理和方法，掌握实际操作技能，培养学生的实际动手能力。

(2) 配合课堂教学，验证、加深和巩固课堂讲授的基本理论和基础知识。

(3) 培养学生分析问题和解决问题的能力，以及实事求是的科学态度和良好的实验工作习惯。

1.2　有机化学实验规则

为了保证实验的顺利进行，培养良好的实验习惯和工作作风，学生做实验时必须遵守下列实验室规则：

(1) 实验前做好准备工作，认真预习实验内容，做好实验预习报告。

(2) 听从教师的指导，严格遵守纪律。

(3) 在实验中严格按实验规程操作，仔细观察实验现象，积极思考，及时准确、实事求是地做好实验记录。注意保持室内安静。不得随意改变试剂用量和操作步骤，若有新的见解和建议，应先请示教师，获准后方可进行。

(4) 使用易燃、易爆、具有腐蚀性或有毒药品时，要特别注意，千万不能麻痹大意。如遇意外事故发生，应立即报告老师，及时采取相应措施。

(5) 保持实验室的整洁，做到桌面、地面、水槽和仪器四净。公共药品、仪器和器材应在指定地点使用，用完后及时放还原处，严格防止药品的相互污染。严禁将火柴梗、毛细管、废纸、废液、碎玻璃、沸石及其他废物丢入水槽内或扔到地上,要倒入指定容器或废液缸中。

(6) 爱护仪器,节约药品、水、电及消耗品。损坏仪器要办理赔偿与补领手续。

(7) 实验完毕后,及时做好自己的实验后处理工作。处理废物,整理药品,清洗仪器,检查安全。值日生负责清理公共实验桌面和水槽,打扫实验室,倒清废物,检查水、电、火源及门窗是否关闭,经教师允许后方可离开实验室。

(8) 实验后及时完成实验报告,按时交指导老师批改。

1.3 有机化学实验室安全知识

1.3.1 安全守则

有机化学实验经常使用易燃、易爆、有毒和具有腐蚀性的药品,还需使用各种热源、电器、玻璃仪器。若使用不当,可能发生火灾、爆炸、触电、烧伤、割伤或中毒等事故。为了预防实验事故,首先应熟悉实验室安全知识。只要掌握了实验室安全知识,严格执行操作规程,并采取适当的预防措施,事故和危险是完全可以避免的。

(1) 称量任何药品都应使用工具,不得用手直接接触。操作有毒、具有腐蚀性等药品时更要十分小心,勿使其触及皮肤,尤其是避免触及伤口和眼睛。必要时戴上防护器具,操作后及时清洗所用器皿,妥善处理有毒残液、废渣,并及时认真洗手。

(2) 要保持室内空气流通。操作或使用乙醚、乙醇、丙酮等易挥发、易燃溶剂时,应远离火源,不能直接加热。易燃溶剂禁止放在敞口容器内,处理大量可燃性液体或反应中生成有毒有害气体时操作应在通风橱中进行。

(3) 实验中一些有机物混合物,如乙炔、乙醚与空气形成的混合物,乙醇与浓硝酸混合,以及金属钠遇水等都会引起爆炸,所以不能将药品任意混合。残渣不准乱丢,应放入指定的容器中。易挥发、易燃溶剂不得倒入废液缸中,应倒入指定回收瓶中,等待专门处理。

(4) 回流或蒸馏液体时,应放入沸石,以防液体因过热暴沸而冲出;其装置要与大气相通,并防止仪器装置出现堵塞,否则会因系统内气压增大而发生爆炸。减压实验要使用厚壁、硬质玻璃仪器,以免因系统内外压差过大而引发内向爆炸。

(5) 使用电器时，应防止触电。接通电源前，先检查仪器装置是否符合实验要求。不可用湿手或手握湿物接触电源插头，实验完毕后关闭电器，切断电源。

1.3.2 常见事故的处理

1. 着火

一旦发生着火事故，不要惊慌失措，应根据火情做出相应处理。在烧杯或其他容器中的液体着火时，若是小火，可用玻璃板、石棉板等覆盖即可熄灭；火势较大时，立即关闭室内其他火源，拉断本室总电闸，用细砂、灭火器灭火。电器着火不能用泡沫灭火器或水扑救，因其导电会发生触电事故，可用二氧化碳或四氯化碳灭火器（用后注意通风以防中毒）。扑灭燃烧的钠或钾时，千万不能用水、四氯化碳灭火器，因它们能与钠、钾剧烈反应发生爆炸，而应用细砂覆盖灭火。

2. 烫伤或烧伤

轻的烫伤可涂烫伤油膏如万花油、兰花油。重伤者去医院治疗。

3. 化学灼伤

酸、碱溅到皮肤上，先立即用大量水冲洗，酸灼伤再用5%碳酸氢钠溶液洗涤，碱灼伤可用1%醋酸溶液或5%硼酸溶液洗涤。溴灼伤立即用大量水冲洗，再用酒精擦至无溴液止，然后涂油膏。若酸、碱溅入眼中，应立即用大量水冲洗，初步处理后到医院去检查、治疗。

4. 玻璃割伤

一般轻伤及时用消毒镊子取出碎片，用蒸馏水洗净伤口，用75%乙醇溶液或碘酒消毒，贴上创可贴或用绷带包扎伤口。重伤者送医院治疗。

5. 触电

立即切断电源，进行人工呼吸，马上送医院急救。

1.4 有机化学实验的绿色化

1.4.1 绿色化学简介

化学为人类社会文明进步发展做出了巨大贡献，推动了人类文明进步。但在造福于人类的同时，化学对人类生态环境的负面影响也是显而易见的。正是在这种情况下，20世纪90年代初化学家提出了"绿色化学"的概念。

绿色化学又称环境无害化学（environmentally benign chemistry）、环境友好化学（environmentally friendly chemistry）、清洁化学（clean chemistry），是用化学方法消灭或减少那些对人类健康、生态环境有害的原料、催化剂、溶剂和试剂在生产过程中的使用。同时要求在生产过程中不产生有毒有害的副产物、废物和产品。绿色化学的理想在于不再使用有毒、有害的物质和不再产生和处理废物。它的核心内涵是在反应过程中，尽量减少或彻底消除使用和产生有害物质。绿色化学的着眼点是使污染消灭在生产的源头，使整个合成过程和生产工艺对环境友好，是从根本上消除污染的对策，是化学发展的更高层次。

1.4.2 绿色化学的十二条原则

R. T. Anastas 和 J. C. Waner 提出了绿色化学的 12 条原则，这些原则可作为开发和评估一条合成路线、一个生产过程、一个化合物是不是环境友好的指导方针：

（1）最好是防止废物的产生而不是产生废物后再来处理。

（2）设计合成方法时，应尽可能将所有的起始物质嵌入最终产物中。

（3）只要可能，反应中使用和生成的物质应对人类健康不影响或影响很小；对环境无毒或毒性很小。

（4）设计的化学产品应在保持原有功效的同时，尽量使其无毒或毒性很小。

（5）应尽量避免使用辅助性物质（如溶剂、分离试剂等），如果不可避免，也应使用无毒物质。

（6）能量消耗越少越好，应能为环境和经济方面的考虑所接受，最好采用在常温常压下的合成方法。

（7）在技术和经济合理的前提下，使用的原材料应是能再生的。

（8）尽量避免不必要的衍生过程（如基团的保护与去保护等）。

（9）尽量使用选择性高的催化剂，而不是靠提高反应物的配料比。

（10）设计化学产品时，应考虑当该物质完成其功效后，不再滞留于环境中，而是降解为无毒的物质。

（11）进一步研究分析方法，使其能实时、现场监控生产过程，以防有害物质的形成。

（12）一个化学过程中使用的物质或其形态，应考虑尽量减少实验事故的潜在危险，如气体释放、爆炸和着火等。

综合以上 12 条可以看出：绿色化学提出的目标和任务不是被动地治理环境污染，而是主动地防止化学污染的发生。这也是绿色化学与环境保护两个概念的不同之处。绿色化学是"防"，环境保护是"治"，只有从根本上切断污染源,才能真正做到保护环境。

1.4.3 有机化学实验的绿色化

有机化学实验是有机化学教学的重要环节,实验教学对学生科学思维、动手能力、创新意识的培养起着重要作用,然而许多有机实验都会产生污染。如何使化学实验绿色化是教师和学生都要面对的问题。因此,绿色化学思想的建立和有机实验的绿色化改革势在必行。近年来,许多化学教育工作者已作了许多积极的探索和努力,根据绿色化学理念,设计、安排有机实验,使有机实验的污染大大减少。具体方法有:①精选实验内容,删除污染严重的实验;②设计循环或回收实验,减少废弃物的排放;③采用微型实验,减少化学品的用量和污染物的产生;④引入新技术、新方法改进实验,如微波合成技术、计算机模拟实验等。

有机化学实验绿色化的最终目标是零排放。从长远来看,提升有机化学实验教学水平,建立更为严格的药品和实验管理制度,减少污染物总量,同时建立实验室自身三废处理系统,是解决实验室污染的有效方法。虽然任重道远,但势在必行。就目前来看,建立绿色化学的思维方式,不断深化有机实验绿色化改革,减少实验"三废"的排放是广大教师和学生能身体力行的事。只要我们大家共同努力,牢记绿色化学理念,从点滴入手,从根本上切断污染源,才能保护我们人类赖以生存的环境。

1.5 有机化学实验常用仪器和装置

1.5.1 玻璃仪器

1. 普通玻璃仪器

普通玻璃仪器见图 1-1。

2. 常用的标准磨口玻璃仪器

在有机实验中,常用带有标准磨口的玻璃仪器,统称为标准磨口玻璃仪器。这种仪器可以和有相同编号的标准磨口相互连接并密封。这样,既可免去配塞子及钻孔等手续,节约时间,使用方便,又能避免反应物或产物被软木塞或橡皮塞所沾污。常用的一些标准磨口仪器见图 1-2。通常标准磨口有 10,14,19,24,29,34 等多种规格,这些规格编号是指磨口最大端直径数值(单位为 mm)。学生实验常用的磨口玻璃的仪器规格是 19 号和 14 号。

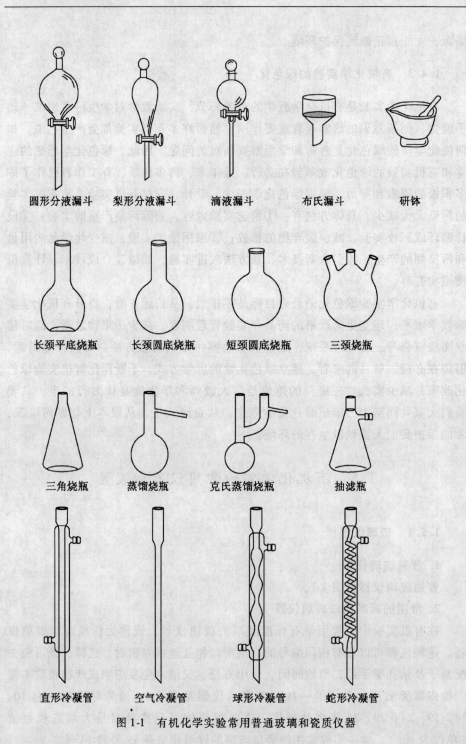

图 1-1 有机化学实验常用普通玻璃和瓷质仪器

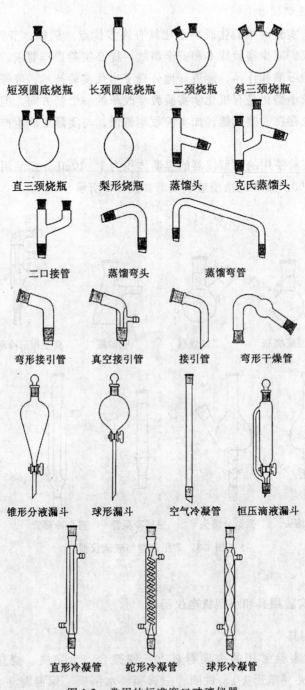

图1-2 常用的标准磨口玻璃仪器

3. 微型玻璃仪器

有机化学实验的微型化或小型化具有许多优点。例如，节省试剂和时间，降低环境污染，减少实验成本和安全事故，提高实验操作要求，有利于培养学生良好的实验习惯和作风，能更好地体现了当代实验技术，等等。所以，有机实验的微型或小型化是有机化学实验教学改革的一个新方向。但作为一种新兴的方法，它也存在一些问题，如实验收率偏低，与实际工业生产差距较大，等等。

微型化实验使用的微型仪器的容器体积为 1～10mL，药品用量一般为常量的 1/10～1/100。常用的微型玻璃仪器如图 1-3 所示。

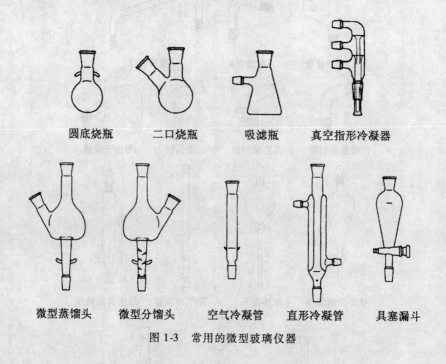

圆底烧瓶　　二口烧瓶　　吸滤瓶　　真空指形冷凝器

微型蒸馏头　微型分馏头　空气冷凝管　直形冷凝管　具塞漏斗

图 1-3　常用的微型玻璃仪器

1.5.2　实验用具和小型机电仪器

1. 金属用具

有机化学实验常用的金属器具有：铁架台、十字夹、烧瓶夹（霍夫曼夹）、冷凝管夹（爪形夹）、铁圈、三脚架、水浴锅、保温漏斗、水蒸气发生器、螺旋夹、镊子、锉刀、打孔器、不锈钢小勺等。这些器具应放在实验室规定的地方并保持清洁，使用时不要乱拿乱放。

2. 酒精喷灯

酒精喷灯有几种类型，下面仅介绍一种挂式酒精喷灯。这种喷灯由灯座 A、灯管 B、预热盘 C、风门 D、入液管 E、蒸气喷嘴 F、开关 I、橡皮管 G 以及酒精吊桶 H 等组成（见图1-4）。喷灯燃烧时，由于酒精气化后先与风门进入的空气混合再燃烧，能产生较高的温度，可达1000℃，用于需要高温时的加热，而普通酒精灯的温度只有400～500℃。

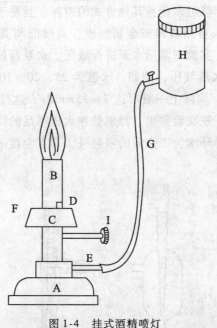

图1-4　挂式酒精喷灯

使用喷灯时，先在预热盘中加上酒精，并将其点燃。待灯管、蒸气喷嘴烧热后，打开风门、开关和酒精吊桶上的开关。酒精经过预热后的灯管和喷嘴时，被气化喷出，在灯管口燃烧。调节风门和开关，使火焰达到所需要的温度。喷灯使用完毕，关闭开关，火焰自动熄灭。

3. 小型机电仪器

（1）电热套。电热套是一只改装的小电炉。外壳由金属制成，里面凹进去，用玻璃纤维织品做成半球形或圆锥形，刚好使烧瓶套入。玻璃纤维织品下面埋着盘旋的电热丝，通电后即可加热。加热温度用调压变压器控制，最高温度可达400℃。由于它不是明火，因而不易引起着火，是有机实验中一种简便、安全的加热设备。电热套的容积可与烧瓶的容积相匹配，从50mL起，各种规格均有。

（2）调压变压器。与其他电器连用，以调节温度和转速。使用时注意接好地线，不许超负荷使用，输入端与输出端不许接错，调节时应缓慢均匀。

（3）磁力搅拌器。磁力搅拌器是通过磁场的不断旋转变化来带动容器内磁搅拌子随之旋转，从而达到搅拌的目的。一般都有控制转速和加热装置，可以调速调温，也可以按照设定的温度维持恒温。在物料较少，不需要太高温度的情况下，磁力搅拌器可以代替其他方式的搅拌，且易于密封，使用方便。

（4）水泵。水泵可用玻璃或金属制成，其效能与其构造、水压、泵中水流速度及水温有关，实验室常用水泵进行减压。水泵所能达到的最低压力理论上为当时水温下的水蒸气压，例如，水温为25，20，10℃时，水蒸气压分别为24，18，9mmHg，实际上一般可达 7~25mmHg，这样的真空度已能满足一般减压蒸馏的需要。在实验室里，特别是在水压不足的情况下，还可采用循环水泵，它是一种以循环水为工作液的喷射泵，其真空度通常可达 10~30mmHg（见图1-5）。

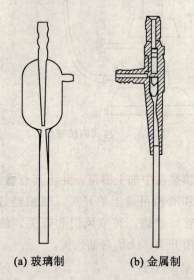

(a) 玻璃制　　(b) 金属制

图1-5　水泵

（5）真空油泵。用以提供中度真空，其效能决定于油泵机械结构以及油的好坏。一般使用精炼的高沸点矿物油，好的油泵能使最低压力达到 10^{-1} ~ 10^{-3} mmHg。在用油泵进行减压蒸馏时，如果有挥发性的有机溶剂、水或酸的蒸气，都会损坏油泵。因为挥发性较大的有机溶剂蒸气被油吸收后，就会增加油的蒸气压从而降低真空效能，而酸性蒸气会腐蚀油泵的机件。水蒸气凝结后与油形成浓稠的乳浊液，会污染真空油，影响油泵的正常工作。因此，使用油泵时必须注意采取下列保护措施：

（a）在蒸馏系统和油泵之间，必须装有吸收装置。

（b）蒸馏前必须先用水泵彻底抽去系统中的有机溶剂的蒸气。

（c）如能用水泵抽气的，则尽量使用水泵。如蒸馏物中含有挥发性杂质，须先用水泵减压抽除，然后改用油泵。

在实验室如要获得高真空（10^{-3} ~ 10^{-8} mmHg）主要用扩散泵。扩散泵所用的工作液可以是汞或其他特殊油类，其极限真空决定于工作液体的性质。

（6）红外灯。红外灯发射的红外线可向湿物料提供热量，干燥固体有机物。通常与变压器联用，以调节干燥的适宜温度。

（7）其他仪器。其他仪器还有：电吹风、烘箱、冰箱等。

1.6 玻璃仪器的清洗和干燥

1.6.1 玻璃仪器的清洗

实验中经常使用玻璃仪器，因此，洗涤玻璃仪器不仅是实验必须做的准备工作，也是一项技术工作，且实验仪器的干净程度直接影响实验结果的准确度和精密度。因此，应学会洗净、干燥仪器方法、养成每次实验完毕后立即洗涤仪器的习惯。

1. 水洗

在洗刷试管和烧杯等仪器时，用毛刷在管内、杯内上下刷或左右旋转，但要注意不能用秃顶的毛刷，也不能用力过猛，否则会戳破仪器。用水洗涤既可冲去可溶性物质，又可刷去附着在仪器上的灰尘和难溶物质，但洗不去油污和有机物。

2. 去污粉、肥皂或合成洗涤剂洗

使用去污粉洗涤时，先把仪器用水润湿，撒入少量去污粉，然后用毛刷刷洗。去污粉是由碳酸钠、白土和细砂等混合而成的。碳酸钠是一种碱性物质，去污力强，而细砂的摩擦作用以及白土的吸附作用则增强了仪器清洗的效果。合成洗涤剂用于洗涤标准磨口仪器以及比色皿等器皿，它有较强的去污力，还可以避免对仪器的磨损。

洗净的仪器倒置时，以水流出后器壁不挂水珠为标准。然后可用少量蒸馏水淋洗三次，洗去自来水带来的杂质，即可使用。

3. 各种洗液的使用

针对仪器沾污物的性质，采用不同洗液能有效地洗净仪器。常用的洗液有：铬酸洗液、酸碱洗液、碱性高锰酸钾洗液、有机溶剂等。仪器经洗液浸泡后冲洗，但应注意用洗液洗涤不能使用刷子，不能用洗液洗涤含有乙醚的仪器，否则会引发猛烈的爆炸。用水冲洗完后，再用蒸馏水冲洗。

1.6.2 玻璃仪器的干燥

1. 晾干

洗净不急用的仪器，清水淋洗后，倒置于无尘、干燥处自然干燥。蒸馏烧瓶、三角烧瓶和量筒倒置于仪器架上晾干即可。

2. 加热烘干

洗净的仪器流去水分，放在烘箱或用玻璃仪器干燥器烘干。带塞子的器皿则需拔去塞子，才能放入烤箱烘干，带刻度的量器不可放入烘箱内烘干。硬质试管还可在火焰上进行烘干。

3. 用有机溶剂干燥

体积小的仪器或带刻度的仪器干燥时可采用此法。因有些有机溶剂可以和水互溶，最常用的是乙醇或乙醇与丙酮（体积比1∶1）的混合液。例如，往仪器内加入少量的乙醇，将仪器倾斜转动，仪器壁上的水即与乙醇混合，然后倾出乙醇，留在仪器内的乙醇挥发致使仪器干燥。

1.7 塞子和玻璃管的简单加工

1.7.1 塞子的选择和加工

标准磨口玻璃仪器给仪器的装配带来了极大的方便，但有时仍需要通过塞子来连接装配和密封容器。实验室中常用的塞子有橡皮塞、软木塞、玻璃塞和塑料塞。

1. 塞子的选择

塞子选配是否得当，对实验具有一定的影响。橡皮塞容易受有机溶剂侵蚀而溶胀，且在高温下易变形。只有在特殊情况下，如减压蒸馏和减压过滤操作时，才选用橡皮塞，以防漏气。

选用的软木塞，其表面不要有裂纹和深洞，大小应与瓶口或管口相配合，不然有漏气的危险。由于软木塞内部疏密不均，可用一块木板或用软木塞滚压器先将塞子逐步压紧。橡皮塞和压紧后的软木塞塞入瓶口或管口的部分不能少于塞子高度的1/3，也不能多于2/3（见图1-6）。

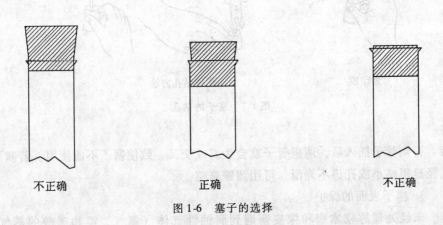

图1-6　塞子的选择

2. 塞子的钻孔

在实验中，有时需要在塞子上插入玻璃管或温度计等，所以要对塞子进行钻孔。塞子的钻孔可用塞子打孔器。

（1）软木塞钻孔。根据要插入管子的外径，选择一个比管子外径略小一点的钻孔器金属管。钻孔时，先用手指转动钻孔器，在塞子的中心割出印痕。然后将塞子的小头向上，放在桌面上，用左手扶紧塞子，右手握住钻孔器的手柄，在选定的位置上，沿一个垂直的方向，边均匀旋转边略微用力往下钻（见图1-7）。为防止塞子的孔洞打斜，应始终使钻孔器与桌面保持垂直。当钻到塞子厚度的一半左右时，反方向旋转拔出钻孔器，用铁钎捅出钻孔器里的软木条。再用同样的方法从塞子的另一端，对准原来对面钻孔的位置钻入，直至钻通。这样做可使塞子不致在钻孔时破裂。

（2）橡皮塞钻孔。其方法基本同上，只是钻孔器金属管的外径应与插入管子的外径大致相等或略粗一点。钻孔时，钻孔器的前端最好涂以少量润滑剂（如水、肥皂水或甘油等），以减少摩擦，容易钻入，同时注意旋入钻孔器时用力不能太大，以免钻出的孔径细小，不合用。

如果在一个塞子上要钻两个孔，务必使两个孔道下塞面垂直，使之相互平

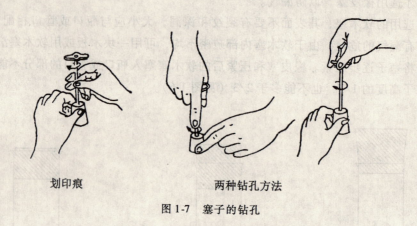

划印痕　　　　　两种钻孔方法

图 1-7　塞子的钻孔

行。否则管子插入后,两根管子就会歪斜或交叉,致使塞子不能使用。若塞子孔径显得略小或孔道不光滑,可用圆锉修整。

3. 塞子表面的保护

未经处理的软木塞和橡皮塞遇到腐蚀性气体(氯气、溴和硝酸的蒸气、氯化氢等)容易被腐蚀变硬。为了使塞子增强耐腐蚀性能和延长使用时间,可用下面的方法进行处理,以保护其表面。

软木塞:先用含 3 份皮胶、5 份甘油和 100 份水的溶液浸泡 15~20min,溶液的温度应保持在 50℃左右。取出干燥后,再在 25 份凡士林和 75 份石蜡所组成的熔融混合液中浸润几分钟。

橡皮塞:在温度为 100℃左右的石蜡中浸润 1min。

1.7.2　玻璃管的简单加工

玻璃管的加工是有机化学实验中的重要基本操作之一。在装配仪器装置时,需要用玻璃制成各种形状的配件,如进行蒸馏和水蒸气蒸馏时用的小角度的弯管,熔点管、减压蒸馏用的毛细管等。这些配件常需实验者自己动手制作。因此,必须正确而熟练地掌握玻璃管加工的初步方法和基本技能。

1. 玻璃管的洗净

加工前,玻璃管应先洗净。玻璃管内如有灰尘,用水冲洗;如有油腻的物质,可浸在铬酸洗液里,然后取出用水冲洗;制备熔点管的玻璃管先用铬酸洗液浸泡,自来水冲洗后,还要用蒸馏水清洗。洗净的玻璃管干燥后才能加工。

2. 玻璃管的截断

玻璃管的截断操作分两步：一是锉痕，二是折断。锉痕用的工具是锉刀（扁锉或三角锉），锉痕时把玻璃管平放在桌子的边缘上，左手的拇指按住玻璃管要截断的地方，右手持锉刀，把锉刀的锋棱压在玻璃管上向后（向前也可以）一拉，同时把玻璃管略微朝相反的方向转动，在玻璃管上刻划出一条清晰、细直的深痕，操作见图1-8。不要来回拉锉，因为这样会损伤锉刀的锋棱，而且会使锉痕加粗。

锉痕之后，要将玻璃管折断，其操作是：两手分别握在玻璃管锉痕的两边，锉痕向外，并用两手的拇指抵住锉痕背面的两侧，再稍用拉力和弯折的合力，就可以使玻璃管在锉痕处平整地断开（见图1-8），如果在锉痕上用水沾一下，则玻璃管更易断开。

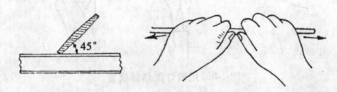

图1-8 锉痕和折断玻璃管

若需在玻璃管的近管端处进行截断，可先用锉刀在该处锉一锉痕，再将一根末端拉细的玻璃棒在氧化焰上加热至白炽，使成珠状，立即把它压触到锉痕的端点处，锉痕会骤然受强热而发生裂痕，有时裂痕迅速扩展成整圈，玻璃管即自行断开。若裂痕未扩展成一整圈，可以逐次用烧热的玻璃棒的末端压触在裂痕的稍前处引导，直至玻璃管完全断开。实际上，只需待裂痕扩大至玻璃管周长的90%时，即可用两手稍用力将玻璃管向里挤压，玻璃管就会整齐地断开。

玻璃管的截断面很锋利，容易割破皮肤、橡皮管或塞子，故必须用火焰烧熔使之光滑。即将玻璃管呈45°角，使截断面斜放在氧化焰的边缘处，边烧边来回转动玻璃管，当玻璃管烧到微红时，就可使玻璃管的截断面变光滑。注意不可烧得过久，也不可将管口放入氧化焰里面烧，以免管口缩小。

3. 弯玻璃管

两手持玻璃管，通常是平放在喷灯火焰中，先在弱火焰中将管烤热，逐渐移至强热氧化焰中。为加宽玻璃管的受热面积，可在灯头上套一个扁灯头（俗称鱼尾灯头），或将玻璃管斜插入氧化焰中加热（玻璃管受热的长度可达5cm左右）。加热玻璃管时，还要求两手等速缓慢地向同一方向（同轴）旋转玻璃管，以使受热均匀（见图 1-9）。当玻璃管受热部分发出黄红光而且软化时，应立即将玻璃管移出火焰，两手水平持着轻轻地着力，顺势向上弯至一定的角度（见图 1-10）。注意在弯曲时不可用力过猛，否则在弯曲的位置易出现瘪陷或纠结（见图 1-11）。如果要将玻璃管弯成较小的角度，可分几次弯成。不过每弯一次后，玻璃管不可立刻再加热和弯曲，而一定要放在石棉网上冷却数分钟，然后再重复上述操作，并且，在多次加热同一玻璃管时，各次加热的中心应稍有偏移，加热一点弯一点，顺次弯曲，直到弯成所需要的角度为止。弯好的玻璃管应在同一平面上。

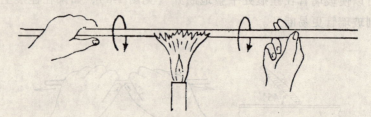

图 1-9 用喷灯加热玻璃管

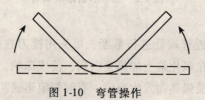

图 1-10 弯管操作

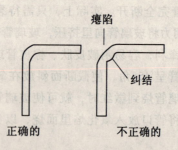

图 1-11 弯成的玻璃管

另一种方法，将玻璃管的一端用橡皮乳头套上或拉丝封住，斜放在灯焰上加热，均匀转动至玻璃管发黄变软，移出火焰，缓慢地将玻璃管弯至所需的角度，在弯曲的同时应在玻璃管开口一端稍加吹气，使玻璃管的弯曲部分保持原来粗细,两个动作应配合好。

在弯管操作中,要注意以下几点:如果两手旋转玻璃管的速度不一致,则弯成的玻璃管会出现歪扭,致使两臂不在同一平面上;如果玻璃管受热部分较窄或受热不够,则不易弯曲,并易出现纠结和瘪陷;如果受热过度,则弯成的玻璃管在弯曲处的管壁常常厚薄不均和出现瘪陷;在一般情况下,不应在火焰下弯玻璃管。

加工后的玻璃管均应随即经退火处理,即再在弱火焰中加热一会儿,然后将玻璃管慢慢移离火焰,再放在石棉网上冷却至室温。否则,玻璃管因急速冷却,内部产生很大的应力,即使不立即裂开,过后也有破裂的可能。

4. 拉制毛细管

取一根直径约为1cm,壁厚1mm左右的清洁干燥的玻璃管,两手平持玻璃管,先用小火烘,然后在强氧化焰上加热(玻璃管受热部分约3cm长),并不断转动玻璃管,待玻璃管充分烧软并呈暗樱红色时,将玻璃管移离火焰,两手水平地向两边拉开(见图1-12),开始慢拉,然后较快地拉长,同时往复地旋转玻璃管,直到拉成内径为1mm左右的毛细管为止。拉管时要密切注意毛细管的粗细,拉成的细管和原管必须在同一轴线上。

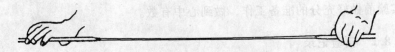

图1-12 拉制毛细管

将所拉制的毛细管选其管径均匀的部分,用小砂轮轻拉一痕,按所需长度(60~80mm)的两倍折断。将此毛细管的两端用小火封闭,以免储藏时有灰尘和湿气进入。封闭管端的方法是将毛细管的两端放在酒精灯火焰的边缘,边加热边来回转动,使其封闭,封闭的管底要薄。待冷却后放入长试管里保存,测定熔点时,从中间截断,就成为两根熔点管。

应当注意的是:在两手左右平拉时,开始应慢拉,因为太快会拉制成太细的毛细管。然后较快地拉,因为随着玻璃管的逐渐变冷,愈慢愈不易拉长。此外,在用小火封闭毛细管端时,应注意加热时间不能太长,也不可将管端伸入到火焰的里面烧,否则毛细管受热的一端会形成玻璃珠或变成弯曲的形状。

无论弯玻璃管,还是拉制毛细管,其操作关键主要是:①加热玻璃管时,两手要等速缓慢旋转玻璃管,使受热均匀;②掌握好玻璃管熔融的"火候"。

5. 微量沸点测定管外套管的制作

取一根直径 4~5mm，长 50~100mm 的洁净玻璃管，一端在火焰上熔烧至圆滑，冷却后另一端在火焰上熔烧并转动熔烧圆球直至全部封闭为止。供微量法测定沸点时使用。

1.8 实验预习、记录和实验报告

1.8.1 实验预习

学生在有机化学实验课开始时，必须阅读本书的第一部分，学习、熟悉有机化学实验的基本知识。

在进行每个实验前，必须认真预习实验内容，明确实验目的，了解实验原理，熟悉内容和方法，弄清操作步骤，特别应着重注意实验的关键和安全问题，做好实验计划。每个学生必须准备一本实验记录本，做好预习笔记。预习笔记除写出实验目的要求，实验原理和反应式，主要试剂和产物的物理常数，主要试剂规格及用量等外，还要根据实验内容用自己的语言写出简明的实验步骤（不要照书抄）和实验的关键操作点，并预计可能出现的现象和问题。总之，实验前做好充分的准备工作，做到心中有数。

1.8.2 实验记录

实验时要认真操作，仔细观察，积极思考，并将观察到的实验现象及测得的各种数据及时、如实记录在记录本上。不准在零星纸上暂记再转抄，或者实验后凭记忆补记。记录必须做到简明、扼要、字迹端正和整洁。遇到反常现象，要实事求是地记下来，并把当时的实验条件写清楚，以便分析其原因。实验记录是原始依据，实验工作者必须重视原始资料，不能随便涂改。

1.8.3 实验报告

实验结束后，及时按一定格式写出实验报告。总结实验进行的情况，分析现象得出结论，总结有关数据得出实验结果，讨论实验中出现的问题。书写实验报告是实验的重要环节，也是把直接感性知识提高到理性思维阶段的必要一步。实验报告要求条理清楚，文字简练，图表清晰、准确。

实验报告的格式：

1. 性质实验报告

实验（　　）_____

一、实验目的

二、实验原理

三、实验记录和结论

实验步骤	现　象	解释和反应式

四、讨论

2. 合成实验报告

实验（　　）_____

一、实验目的

二、实验原理

三、主要试剂及产物的物理常数

名称	分子量	性状	折光率	密度	熔点（℃）	沸点（℃）	溶解度（g/100mL 溶剂)		
							水	乙醇	乙醚

四、仪器装置图

五、实验步骤及现象记录

时间	实验步骤	现象	备注

六、产品外观_____

　　产量_____克

　　熔点（或沸点）

七、产率计算

八、讨论

第二部分　有机化合物的分离和提纯

从自然界和化学反应中得到的有机化合物，往往是不纯的，需要分离和提纯。分离和提纯的方法很多，如蒸馏、分馏、萃取、重结晶、升华、层析等。这些方法各有其特点和局限性，应用范围各不相同，因此纯化有机化合物时，需针对其物理性质和化学性质来选用适当的方法。

实验1　从工业乙醇中提取酒精
——常压蒸馏法

一、实验目的

（1）了解常压蒸馏的基本原理和意义。
（2）掌握常压蒸馏的基本操作。

二、实验原理

常压蒸馏是分离和纯化液态有机物质的常用方法之一。将液体加热至沸腾，使液体气化，再使蒸气冷凝液化并收集，这两个过程的联合操作即为蒸馏。利用不同物质沸点不同，将混合液体加热，低沸点物质首先被蒸出，然后蒸出的是高沸点的物质，不挥发的物质则留在蒸馏瓶内。

液体在一定温度下具有一定的饱和蒸气压，将液体加热时，它的饱和蒸气压随温度的升高而增大，当液体的饱和蒸气压与外压相等时液体沸腾。这时液体的温度就是该液体在此压力下的沸点。通常所说的液体的沸点是指在一个大气压下，即101.325kPa（760mmHg）时液体沸腾的温度。由于不同地区大气压不完全相同，因此同一物质在不同压力下有不同的沸点。故在记录液体的沸点时应标明相应的压力条件。例如，水的沸点可表示为 92℃/75.594kPa (567mmHg)，其意义为当外压是 75.594kPa 时，水的沸腾温度为 92℃。

蒸馏时液体实际上是在一定的温度范围内沸腾，馏出液所对应的沸腾温度范围称为沸程。液体的沸点不仅与外界压力有关，而且与其组成有关。沸程的数据可反映出馏出液的纯度和杂质的性质，对于不能形成共沸点的混合液，沸程越小，馏出液越纯。

一些混合物的蒸馏中，有时由于两种或多种物质组成共沸点混合物也有恒定的沸点，例如，95.6% 的乙醇和 4.4% 水组成的共沸点混合物，沸点恒定在 78.2℃，因此，沸程较小或沸点恒定的液体不一定都是纯净的化合物。

工业乙醇因来源和制造厂家的不同，其组成不尽相同，其主要成分为乙醇和水，除此之外一般含有少量低沸点杂质和高沸点杂质，还可能溶解有少量固体杂质。通过简单蒸馏可以将低沸物、高沸物及固体杂质除去，但水可与乙醇形成共沸物，故不能将水和乙醇完全分开。蒸馏所得的是含乙醇 95.6% 和水 4.4% 的混合物，相当于市售的 95% 乙醇。

为了消除在加热过程中的过热现象和保证沸腾的平稳进行，在加热前加入几颗沸石或几根一端封闭的毛细管（开口一端朝下）。这些物质受热后，能放出细小的空气泡，成为液体分子的气化中心，可以防止蒸馏过程中发生暴沸现象。这些物质叫做助沸物或防暴沸剂。如果加热后发现未加助沸物而需补加时，应使液体冷却至沸点以下后方可加入，切忌将助沸物加入已受热并可能已达沸点的液体中，否则可能引起暴沸。若沸腾一度中止，重新加热前应放入新的助沸物，因为原有的助沸物难以再形成气化中心，发挥助沸作用。也可采用磁力搅拌来代替沸石或毛细管。

常压蒸馏常用于以下几个方面：

(1) 分离混合液。利用常压蒸馏分离混合液体时，各物质的沸点应相差在 30℃ 以上[①]，才可得到较好的分离效果。否则需用多次重复蒸馏或者用分馏的方法来进行分离和纯化。

(2) 测定化合物的沸点。这是一种常量沸点测定法。使用时需注意可能含有杂质的影响。一般来讲，大气压力变化不大时，对沸点的影响较小，即使压差为 2666.44kPa (20mmHg)，沸点相差也不过 1℃ 左右，若不需精确的数据，可以忽略大气压力的较小变化。但在高原地区需引起注意。

(3) 回收溶剂。实际工作中常选用某种溶剂来提取天然物质中的一些成分。化学反应中也常用溶剂来溶解溶质，使之成为均匀液相反应。在这些过程后,常压蒸馏常用来回收溶剂,或蒸馏出部分溶剂以得到浓缩溶液。

三、仪器与药品

仪器:烧瓶(50mL),蒸馏头,直形冷凝管,尾接管,温度计(100℃),水浴锅,铁架台2个,铁夹2个,橡皮管2根,常备仪器,微量沸点测定装置或阿贝折光仪。

药品:工业乙醇或含酒精废液30mL。

四、实验步骤

常压蒸馏由安装仪器、加料、加热、收集馏出液四个步骤组成。

1. 仪器安装

常压蒸馏装置主要由蒸馏瓶、冷凝管和接受器三部分组成。图2-1是常压蒸馏装置图。

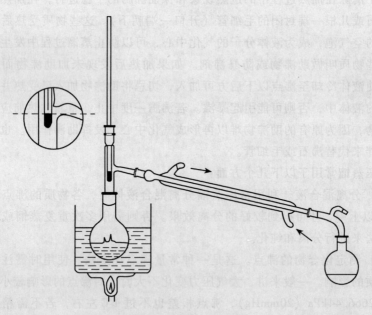

图2-1 常压蒸馏装置图

根据蒸馏液的体积,选择大小合适的蒸馏瓶。一般瓶内的液体量为烧瓶容

积的 $\frac{1}{3} \sim \frac{2}{3}$。安装应先从热源开始，由下而上，然后沿馏出液流向逐一装好。根据热源的高低，将蒸馏瓶用垫有橡皮或石棉布的铁夹固定在铁架上。在蒸馏头的上口装上温度计，此时应注意密合而不漏气，温度计的插入深度应使水银球的上端与蒸馏头支管的下端在同一水平线上，以保证在蒸馏时整个水银球能完全处于蒸气中，准确反映馏出液的沸点。根据蒸馏液沸点的高低，选用长度合适的冷凝管，用铁夹固定在另一铁架上，铁夹应夹在冷凝管的中间部位。调整冷凝管位置使其与蒸馏瓶支管同轴，然后拧松冷凝管铁夹，将冷凝管沿轴线向斜上方拧动与蒸馏瓶支管紧密相连。各铁夹不能过紧和过松，以夹住后稍用力尚能转动为宜。然后接上尾接管和接受器。接受器下端需用升降台或木块等物垫牢，不可悬空，以免实验中坠下。

整套装置的重心必须在同一垂直平面内。在常压蒸馏装置中，尾接管必须与大气相通，不能装成密闭体系，否则加热时由于气体体积的膨胀会造成爆炸事故。

2. 常压蒸馏操作

（1）加料。仪器安装好后，应认真检查。然后将 30mL 待蒸馏液通过长颈漏斗加入蒸馏瓶中，漏斗管口应低于蒸馏头支管，以免蒸馏液流入冷凝管中，加入 2~3 粒沸石或其他助沸物，装好温度计。加热前，应再检查整套装置是否正确。

（2）加热蒸馏。加热前先用橡皮管接通冷却水，使冷凝管夹套内充满冷水并有适当的流速。注意观察蒸馏瓶内液体的沸腾情况，当蒸气上升到温度计水银球部位时，温度计读数会急剧上升至沸点，开始有馏出液流出。此时应调节热源，控制馏出液为每秒 1~2 滴的速度。这样可以维持温度计整个水银球处于蒸气中，能观察到水银球上有被冷凝的液滴。此时温度计读数较准确地反映出液体与蒸气平衡时的温度，即馏出液的沸点。

（3）收集馏出液。在蒸馏前准备两个接受器。先接收主要组分以前沸点较低的馏出液，即"前馏分"。当温度计读数稳定在某一位置时，立即更换一个洁净、干燥并已称重的接受器②。记录下这部分液体的开始馏出温度和结束收集温度，即收集液的沸程。

当主要馏出液蒸完后，温度计读数会有所下降，此时应停止加热或再换接受器③。因为以后的馏出物是另一种高沸点的馏分。在任何情况下，都不能将蒸馏瓶内液体全部蒸干，以免烧坏仪器或发生其他意外事故。

本实验蒸馏液的主要成分是 95% 的乙醇，收集 77.5~78.5℃ 的馏分。

蒸馏结束后,应先停止加热,待冷后再停止输入冷却水。拆除仪器顺序与装配仪器时相反,先取下接受器,称量收集液重量。计算回收产率,然后依次拆下尾接管、冷凝管和温度计,最后拆下蒸馏瓶洗净。

3. 产品检验

产品外观为无色透明纯净的液体,除有纯正的醇味外,无醛臭味和酸味等其他异味。微量沸点测定法:b.p.:78.1℃。阿贝折光仪测定:n_D^{20}:1.35967。

◎ 注释

①若沸点相差小于30℃,当低沸点物质沸腾时,高沸点物质亦有不小的蒸气压,可随蒸馏过程进入馏出液中,使产品不纯。

②对于已知主要组分的蒸馏液,应先确定将要收集的温度范围,达此温度即换瓶收集。

③若为回收特定的溶剂,则停止加热。若为分离混合液,则更换接受器。

◎ 思考题

1. 常压蒸馏装置中,为什么冷凝管以前不能漏气,而冷凝管以后要有与大气相通之处?

2. 沸石应何时加入?加热后再投入沸石会有什么影响?沸石能否重复使用,为什么?

3. 用常量法(即蒸馏法)测定沸点时,温度计水银球的位置在液面上或在蒸馏烧瓶支管以上,将会发生怎样的误差?

实验2 乙酰乙酸乙酯的提纯——减压蒸馏法

一、实验目的

(1) 了解减压蒸馏的原理及意义。
(2) 学会应用减压蒸馏分离提纯有机化合物的操作方法。

二、实验原理

液体进行蒸馏时，若外界压力降低，则沸腾时所需的蒸气压也下降，沸点也随之降低。

对于那些在常压下蒸馏易分解、氧化、聚合或沸点甚高（200℃以上）不易蒸馏的化合物，则可采用降低外界压力的方法在较低的温度下将其蒸馏纯化，这样的操作称为减压蒸馏亦称真空蒸馏。

所谓真空指的是相对真空，一般把低于一个大气压的气态空间称为真空，因此真空在程度上有着很大的差别。为了应用方便，常常把不同程度的真空划分为几个等级：①粗真空（气压为760~10mmHg）：实验室可用水泵获得；②中度真空（气压为10~10^{-3}mmHg）：一般可用油泵获得；③高真空（10^{-3}~10^{-8}mmHg）：实验室主要用扩散泵获得。

由于沸点对于压力相当敏感，因此在进行减压蒸馏时一定要记录压力，找出其相应的沸点，否则将失去减压蒸馏的意义。有时在文献中查不到与减压蒸馏选择的压力相应的沸点，则可根据图2-2的经验曲线找出该物质在此压力下的沸点（近似值）。如某一有机化合物常压下沸点为250℃，要减压到20mmHg，它的沸点应为多少？我们可以先从图中间的直线B上找出相当于250℃的沸点，将此点与右边直线C上的20mmHg的点连成一直线，延长此直线与左边的直线 A 相交，交点所示的温度就是 20mmHg 时的某一有机化合物的沸点，约 130℃。此方法得出的沸点，虽为近似值，但较为简便，实验中有一定的参考价值。

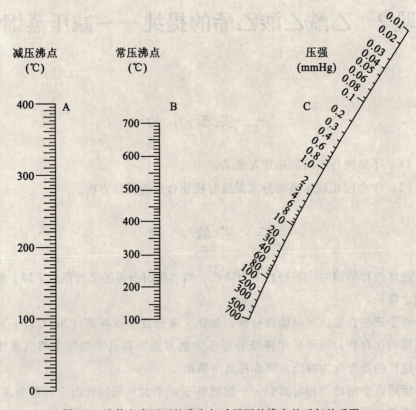

图 2-2　液体在常压下的沸点与减压下的沸点的近似关系图

三、仪器与药品

仪器：克氏蒸馏烧瓶，毛细管，螺旋夹，直形冷凝管，带支管的接引管，安全瓶，压力计，耐压橡皮管及普通橡皮管，铁支架，蒸馏烧瓶，电炉，水浴锅，水泵。

药品：粗乙酰乙酸乙酯或粗异戊醇。

四、实验步骤

1. 仪器装置

减压蒸馏装置如图 2-3 所示。整个系统可分为蒸馏（包括冷凝、接受部分）、减压以及在它们之间的保护和测压装置三部分。

（1）蒸馏部分。A 为减压蒸馏烧瓶也称克氏蒸馏烧瓶，有两个瓶颈，能防止减压蒸馏时瓶内液体由于暴沸而冲入冷凝管中。在带支管的瓶颈中插入温度计（安装要求与常压蒸馏相同），另一瓶颈中插入一根毛细管 C（也称起泡管），其长度恰好使其下端离瓶底 1～2mm。毛细管上端连一段带螺旋夹 D 的橡皮管，以调节进入空气，使极少量的空气进入液体呈微小气泡冒出，产生液体沸腾的气化中心，使蒸馏平稳进行。减压蒸馏的毛细管要粗细合适，否则达不到预期的效果。一般检查方法是将毛细管插入少量丙酮或乙醚中，由另一端吹气，从毛细管中冒出一连串小气泡，则毛细管适宜。也可采用磁力搅拌来代替毛细管。

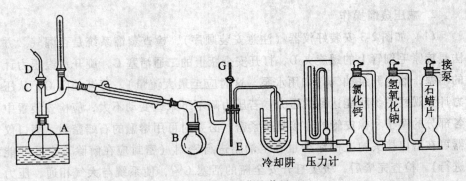

图 2-3　减压蒸馏装置

接受器 B，常用圆底烧瓶、蒸馏烧瓶或抽滤瓶（切不可用平底烧瓶或锥形瓶）。蒸馏时若要收集不同的馏分而又不中断蒸馏，可用两尾或多尾接引管。多尾接引管的几个分支管用橡皮塞①分别和几个接受瓶连接起来，转动多尾接引管，就可使不同馏分收集到不同的接受器中。

应根据减压时馏出液的沸点选用合适的热浴和冷凝管。一般使用热浴的温度比液体沸点高 20～30℃，为使加热温度均匀平稳，减压蒸馏中常选用水浴或油浴。

(2) 减压部分。实验室通常用水泵或油泵进行抽气减压。应根据实验要求选用减压泵。真空度愈高,操作要求愈严。如果能用水泵减压蒸馏的物质则尽量使用水泵,否则非但自寻麻烦,而且导致成品损失,甚至损坏减压泵(沸点降低易被抽走或抽入减压泵中)。

(3) 保护及测压部分。使用水泵减压时,必须在馏液接受器 B 与水泵之间装上安全瓶 E,安全瓶由耐压的抽滤瓶或其广口瓶装置而成,瓶上的两通活塞 G 供调节系统内压力及防止水压骤然下降,水泵的水倒吸入接受器中。

若用油泵减压时,油泵与接受器之间除连接安全瓶外,还须顺次安装冷却阱和几种吸收塔(见图 2-3)以防止易挥发的有机溶剂、酸性气体和水蒸气进入油泵,污染泵油,腐蚀机体,降低油泵减压效能。冷却阱置于盛有冷却剂(如冰-盐等)的广口保温瓶中,用以除去易挥发的有机溶剂;吸收塔装无水氯化钙或硅胶用以吸收水蒸气;装氢氧化钠(粒状)用以吸收酸性气体和水蒸气(装浓硫酸则可用以吸收碱性气体和水蒸气);装石蜡片用以吸收烃类气体。使用时可按实验的具体情况加以组装。

减压系统的压力常用水银压力计测量。减压装置的整个系统必须保持密封不漏气。

2. 减压蒸馏操作

(1) 如图 2-3 安装好仪器(注意安装顺序),检查蒸馏系统是否漏气。方法是旋紧毛细管上的螺旋夹 D,打开安全瓶上的二通活塞 G,旋开水银压力计的活塞,然后开泵抽气(如用水泵,这时应至最大流量)。逐渐关闭 G,从压力计上观察系统所能达到的压力,若压力降不下来或变动不大,应检查装置中各部分的塞子和橡皮管的连接是否紧密,必要时可用熔融的石蜡密封,磨口仪器可在磨口接头的上部涂少量真空油脂进行密封(密封应在解除真空后才能进行)。检查完毕后,缓缓打开安全瓶的活塞 G②,使系统与大气相通,压力计缓慢复原,关闭水泵停止抽气。

(2) 将待蒸馏液装入克氏蒸馏烧瓶中,以不超过其容积的 1/2 为宜。若被蒸馏物质中含有低沸点物质时,在进行减压蒸馏前,应先进行常压蒸馏,然后用水泵减压,尽可能除去低沸点物质。

(3) 按(1)所述操作方法开泵减压,通过小心调节安全瓶上的二通活塞 G 达到实验所需真空度。调节螺旋夹 D,使液体中有连续平稳的小气泡通过。若在现有条件下仍达不到所需真空度,可按原理中所述方法,从图 2-2 中查出在所能达到的压力条件下,该物质的近似沸点,进行减压蒸馏。

(4) 当调节到所需真空度时,将克氏蒸馏烧瓶浸入水浴或油浴中,通入冷凝水,开始加热蒸馏。加热时,克氏蒸馏烧瓶的圆球部分至少应有 2/3 浸入热浴中。待液体开始沸腾时,调节热源的温度,控制馏出速度为每秒 1~2 滴。

在整个蒸馏过程中都要密切注意温度和压力的读数,并及时记录。纯物质的沸点范围一般不超过 1~2℃,但有时因压力有所变化,沸程会稍大一点。

本实验用水泵减压,收集 18 mmHg 时粗乙酰乙酸乙酯的馏出液或 60 mmHg 时粗异戊醇的馏出液。已知 760 mmHg 时乙酰乙酸乙酯的沸点为 181℃,异戊醇的为 130℃,根据图 2-2 找出减压时的沸点进行收集。

(5) 蒸馏完毕时,应先移去火源,取下热浴,待稍冷后,稍稍旋松螺旋夹 D,缓慢打开安全瓶上的活塞 G 解除真空,待系统内外压力平衡后方可关闭减压泵。

◎ 注释

①减压蒸馏装置中凡需使用塞子的地方均应选用橡皮塞,大小要适宜,并使其露出部分不得少于 1/3。与减压系统连接的橡皮管都应用耐压橡皮管,否则在减压时会抽瘪而堵塞。

②一定要缓慢地旋开安全瓶上的活塞,使压力计中的汞柱缓缓地恢复原状,否则,汞柱急速上升,有冲破压力计的危险。

◎ 思考题

1. 减压蒸馏的原理是什么?适用于哪些物质的分离、提纯?
2. 减压蒸馏时为何一定要先减压然后加热蒸馏?
3. 用于减压蒸馏的仪器和装置有何特殊要求?操作中应注意哪些事项?

实验 3 松节油的提纯——水蒸气蒸馏法

一、实验目的

(1) 了解水蒸气蒸馏的原理及意义。
(2) 通过对松节油的提纯学会水蒸气蒸馏的操作方法。

二、实验原理

当两种互不相溶（或难溶）的液体 A 与 B 共存于同一体系时，每种液体都有各自的蒸气压，其蒸气压力的大小与每种液体单独存在时的蒸气压力一样（彼此不相干扰）。根据道尔顿（Dalton）分压定律，混合物的总蒸气压为各组分蒸气压之和。即

$$P_{总} = P_A + P_B$$

混合物的沸点是总蒸气压等于外界大气压力时的温度，因此混合物的沸点比其中任一组分的沸点都要低。水蒸气蒸馏就是利用这一原理，将水蒸气通入不溶或难溶于水的有机化合物中，使该有机化合物在 100 ℃ 以下便能随水蒸气一起蒸馏出来。这种操作方法避免了用常压蒸馏方法进行蒸馏时，因高温而造成被分离或纯化物质分解的可能性。当馏出液冷却后，有机液体通常可从水相中分层析出。

根据气态方程式，在馏出液中，随水蒸气蒸出的有机物与水的物质的量之比（n_A、n_B 表示此两种物质在一定容积的气相中的物质的量）等于它们在沸腾时混合物蒸气中的分压之比。即

$$\frac{n_A}{n_B} = \frac{P_A}{P_B}$$

而 $n_A = m_A/M_A$，$n_B = m_B/M_B$，其中 m_A、m_B 为各物质在一定容积中蒸气的质量，M_A、M_B 为物质 A 和 B 的相对分子量。因此这两种物质在馏出液中的相对质量可按下式计算：

$$\frac{m_A}{m_B} = \frac{M_A \cdot n_A}{M_B \cdot n_B} = \frac{M_A \cdot P_A}{M_B \cdot P_B}$$

例如，1-辛醇和水的混合物用水蒸气蒸馏时，该混合物的沸点为 99.4 ℃，可以查得纯水在 99.4 ℃时的蒸气压为 744 mmHg，因为 $P_总$ 必须等于 760mmHg 柱，因此 1-辛醇在 99.4 ℃时的蒸气压必定等于 16 mmHg，所以馏出液中 1-辛醇与水的重量比等于：

$$\frac{1\text{-辛醇的质量}}{\text{水的质量}} = \frac{130 \times 16}{18 \times 744} \approx \frac{0.155}{1}$$

即蒸出 1 g 水能够带出 0.155 g 1-辛醇。1-辛醇在馏出液中的组分占 13.4%。上述关系式只适用于与水互不相溶或难溶的有机物，而实际上很多有机化合物在水中或多或少有些溶解，因此这样的计算仅为近似值，而实际得到的要比理论值低。如果被分离提纯的物质在 100 ℃以下的蒸气压为 1～5 mmHg，则其在馏出液中的含量约占 1%，甚至更低，这时就不能用水蒸气蒸馏来分离提纯。而要用过热水蒸气蒸馏，方能提高被分离或提纯物质在馏出液中的含量。

水蒸气蒸馏是分离和纯化有机化合物的重要方法之一。它广泛用于从天然原料中分离出液体和固体产物。特别适用于分离那些在其沸点附近易分解的物质；适用于分离含有不挥发性杂质或树脂状杂质的产物；也适用于从较多固体反应混合物中分离被吸附的液体产物。其分离效果较常压蒸馏或重结晶好。使用水蒸气蒸馏法时，被分离或纯化的物质必须具备下列条件：①不溶或难溶于水；②在沸腾下与水长时间共存而不起化学反应；③在 100 ℃左右时应具有一定的蒸气压（一般不小于 10 mmHg）。

三、仪器与药品

仪器：水蒸气发生器，圆底烧瓶（250 mL），直形冷凝管，尾接管，T 形管，螺旋夹，玻璃管（80 cm），布氏漏斗，抽滤瓶，分液漏斗，玻璃弯管 2 支，电炉，折光仪。

药品：粗松节油，无水氯化钙。

四、实验步骤

1. 仪器安装

水蒸气蒸馏装置如图 2-4 所示。

按图装好仪器。A 为水蒸气发生器（也用大的圆底烧瓶代替），通常盛水量约占容器的 2/3。B 为液面计，蒸馏过程中可根据水位的高低与升降的情况来判断系统是否阻塞，以保证安全操作。C 为安全管，长约 80 cm，内径约 0.5 cm，几乎插到发生器 A 的底部。当容器内水蒸气压力太大时，水可沿着玻璃管上升，以调节内压。D 为三口烧瓶，瓶内所盛液体不宜超过其容积的 1/3。一口插入水蒸气导入管 E，使导入管的出口在烧瓶底中央并接近瓶底。其他装置与常压蒸馏相同。

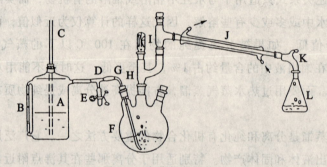

图 2-4 水蒸气蒸馏装置

水蒸气发生器与蒸气导入管 E 之间必须连接一个 T 形管，在 T 形管的下端连一螺旋夹 F，以便及时除去冷凝下来的水滴，并可通过调节 F 以防止蒸馏液倒吸，保证蒸馏顺利进行。

2. 水蒸气蒸馏

在水蒸气发生器 A 中加入约占容器 2/3 的热水，在蒸馏烧瓶 D 中加入 30 mL 粗松节油和 50 mL 水，打开螺旋夹 F，加热水蒸气发生器至水沸腾，同时通入冷凝水。当有水蒸气从 T 形管冲出时，旋紧螺旋夹 F，使水蒸气进入蒸馏烧瓶，开始蒸馏。为了避免水蒸气在蒸馏烧瓶中冷凝而积聚液体过多，可在蒸馏烧瓶下置一石棉网，用小火加热。控制蒸馏速度为每秒 2～3 滴，使蒸汽能全部在冷凝管中冷凝下来。蒸馏过程中应随时注意安全管水位是否正常，如发现水位迅速升高，则表示系统内发生了堵塞，应立即打开螺旋夹，停止加热，找出原因排除故障后再继续蒸馏。

一旦馏出液变清，蒸馏即已接近完成，再继续蒸出约 10 mL 馏出液，便可停止蒸馏。欲停止蒸馏时，应先打开螺旋夹，与大气相通，然后移去热源，否则 D 中的液体会倒吸入 A 中。

3. 分离及检验

将馏出液倒入分液漏斗中，静置待分层。收集上层松节油于回收瓶中，并放入 1~2 g 无水氯化钙①干燥，即可得精制的松节油。测定其折光率。

4. 实验结束

实验完毕，拆除蒸馏装置，将仪器洗净放好。

◎ 注释

① 用块状无水氯化钙将少量水分吸去，避免形成浆状氯化钙。

◎ 思考题

1. 水蒸气蒸馏的原理是什么？它适用于分离哪些物质？
2. 被分离纯化的有机化合物必须具备什么条件才能采用水蒸气蒸馏的方法进行分离提纯？

实验4 苯甲酸粗品的提纯——重结晶法

一、实验目的

(1) 了解重结晶的基本原理和应用。
(2) 学会重结晶法的基本操作。

二、实验原理

从有机反应或天然物中获取的固体有机物,常含有杂质,必须纯化。用适当的溶剂进行重结晶是纯化这类物质最常用的方法之一。一般来说,固体有机物在溶剂中的溶解度随温度升高溶解度增大。若把待纯化的固体有机物溶解在热的溶剂中达到饱和,冷却时,由于溶解度降低,溶液变成过饱和而析出结晶。利用溶剂对被提纯物质及杂质的溶解度不同,让杂质全部或大部分留在溶液中(或被过滤除去),从而达到分离纯化的目的。

重结晶法适用于产品与杂质性质差别较大,产品中杂质含量小于5%的体系。如果杂质含量过高,往往需先经过其他方法初步提纯,如萃取、水蒸气蒸馏、减压蒸馏、柱层析等,然后再用重结晶方法提纯。

重结晶一般过程为:

1. 溶剂的选择

在进行重结晶时,选择理想的溶剂是关键,理想的溶剂必须具备下列条件:

(1) 不与被提纯物质起化学反应。
(2) 温度高时,被提纯物质在溶剂中溶解度大,在室温或更低温下溶解度很小。
(3) 杂质在溶剂中的溶解度非常大或非常小(前者可使杂质留在母液中,

后者可使杂质在热过滤时除去)。

(4) 溶剂沸点较低、易挥发,容易与结晶分离。

此外还要考虑能否得到较好的结晶以及溶剂的毒性、易燃性和价格等因素。

在重结晶时需要知道用哪一种溶剂最合适和物质在该溶剂中的溶解度情况。若为早已研究过的化合物,可查阅手册或从辞典中溶解度一栏找到有关适当溶剂的资料;若从未研究过,则必须用少量样品进行反复实验。在进行实验时必须应用"相似相溶"原理——即物质往往多溶于结构和极性相似的溶剂中。

若不能选到单一的合适的溶剂,常可应用混合溶剂。一般是由两种能互溶的溶剂组成,其中一种对被提纯的化合物溶解度较大,而另一种的溶解度较小。常用的混合溶剂有:乙醇-水,醋酸-水,苯-石油醚,乙醚-甲醇等。

2. 固体的溶解

用有机溶剂进行重结晶时,一般用加热回流装置;以水为溶剂进行重结晶时,可以用烧杯溶样。要使重结晶得到的产品纯且回收率高,溶剂的用量是关键。溶剂用量太大,会使待提纯物过多地留在母液中造成损失;但用量太少,在随后的趁热过滤中又会析出晶体而损失掉,并且还会给操作带来麻烦。因此一般比理论需要量(刚好形成饱和溶液的量)多加约20%的溶剂。在溶样过程中,要注意判断是否有不溶或难溶性杂质的存在,以免误加过多溶剂。若难以判断,可先进行热过滤,然后将滤饼再用溶剂处理,并将两次滤液分别进行处理。

3. 脱色

不纯的有机物常含有有色杂质,若遇到这种情况,常可向溶液中加入少量吸附剂来吸附这些杂质,常用的吸附剂是活性炭[①]。加入吸附剂的方法是:待沸腾的溶液稍冷后加入,吸附剂用量视杂质多少而定,一般为干燥粗品重量的1%~5%。然后煮沸5~10 min,并不时搅拌以防暴沸。特别要注意的是,不允许将吸附剂加到正在沸腾的溶液中去,否则将会引起暴沸甚至造成火灾。如果一次脱色不彻底,可进行第二次脱色,但不宜多次使用,以免样品损失过多。

4. 热过滤

为了除去不溶性杂质和活性炭,需要趁热过滤。常用的热过滤装置有保温漏斗和减压过滤(抽滤)装置。

保温漏斗(热水漏斗)装置如图2-5 (b) 所示,漏斗要用铁夹固定好后,注入热水,并预先烧热,若是易燃的有机溶剂,应熄灭火焰后再进行热滤;若

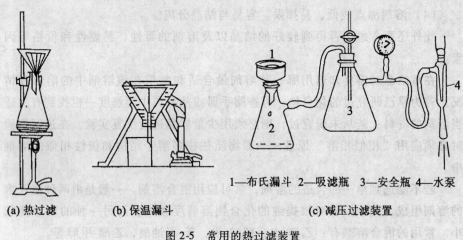

1—布氏漏斗 2—吸滤瓶 3—安全瓶 4—水泵

(a) 热过滤　　　(b) 保温漏斗　　　(c) 减压过滤装置

图 2-5　常用的热过滤装置

溶剂是不可燃的，则可煮沸后一边加热一边热滤。为了提高过滤速度，滤纸最好折成扇形滤纸（又称折叠滤纸②）。具体折法如图 2-6 所示。

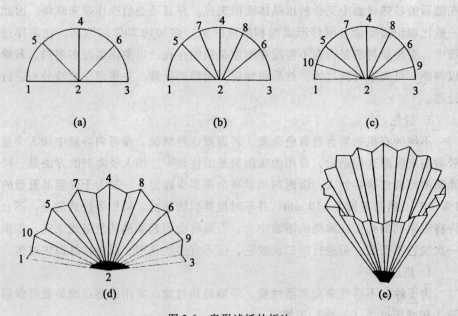

图 2-6　扇形滤纸的折法

减压过滤（抽滤）是采用布氏漏斗或砂芯漏斗抽气过滤的方法，装置见图 2-5（c）。选用大小合适的布氏漏斗和刚好覆盖住布氏漏斗底部的滤纸，先用水湿润滤纸，然后打开水泵使吸滤瓶中产生部分真空，滤纸紧贴漏斗。将待滤液趁热倒出漏斗中，再用少量热溶剂洗活性炭一次，将滤液倒入干净的烧瓶中，自然冷却，使其结晶。

热过滤动作要快，以免液体或仪器冷却后，晶体过早地在漏斗中析出，如发现此现象，应用少量热溶剂洗涤，使晶体溶解进入到滤液中。如果晶体在漏斗中析出太多，应重新加热溶解再进行热过滤。

5. 冷却结晶

让热滤液在室温下慢慢冷却，结晶随之形成。如果冷却时无结晶析出，可加入一小颗晶种（原来固体的结晶）或用玻璃棒在液面附近的玻璃壁上稍用力摩擦引发结晶。所形成晶体太细或过大都不利于纯化。太细则表面积大，易吸附杂质；过大则在晶体中夹杂溶液且干燥困难。让热滤液快速冷却或振摇会使晶体很细；使热滤液极缓慢地冷却则产生的晶体较大。

6. 滤集和洗涤晶体

常用布氏漏斗进行抽气过滤，使析出的结晶体与母液分离。为了使晶体与母液分开，最好用清洁的玻璃塞在布氏漏斗上将晶体挤压，并同时抽气以尽量除去母液。晶体表面残留的母液，可用少量的冷溶剂洗涤。洗涤时应先停止抽气，用玻璃棒或不锈钢刮刀将晶体挑松，在漏斗上加溶剂使晶体润湿，静置片刻使晶体均匀地被浸透，然后再抽滤，如此反复操作 1~2 次，洗液与母液合并一起处理。抽气时应注意，当液体已基本滤下时，应停止抽气，再加洗液，不要抽气过度以致漏斗上的晶体层形成裂缝，只有最后一次抽滤要充分抽尽。

过滤少量晶体时，可用玻璃钉漏斗，以抽滤管代替抽滤瓶，玻璃钉漏斗上铺的滤纸应较玻璃钉的直径稍大，先用溶剂润湿滤纸后再进行抽滤，用玻璃棒或刮刀挤压使滤纸的边沿紧贴于漏斗上。

7. 干燥晶体

将抽滤洗涤后的晶体连同滤纸一起从漏斗上拿下来，放在表面皿或结晶皿上，由于晶体表面上还有少量的溶剂，因此应选用适当方法进行干燥。重结晶后的产品可通过测定熔点来检验其纯度。晶体干燥方法很多，可自然晾干，也可用红外灯烘干。

当使用的溶剂沸点较低时，可在室温下使溶剂自然挥发干燥。实验室中常用红外灯来进行固体的干燥，由于红外线的特殊性质，干燥时速度快，温度较低，而且固体的内部也能达到干燥。当使用的溶剂沸点比较高（如水）而产品又不易分解和升华时，可用红外灯烘干。

对于热稳定的固体，可以在烘箱中干燥，但此法仅限于高熔点的物质，因为尚未除尽的少量溶剂能够显著降低结晶物质的熔点。凡最后曾用乙醇、乙醚等易燃溶剂洗过的物质，不能在烘箱中烘烤，以免爆炸。

干燥后的样品应立即储存在干燥器中。

三、仪器与药品

仪器：布氏漏斗，抽滤瓶，安全瓶，水泵，玻璃塞，表面皿，常备仪器。
药品：粗苯甲酸，活性炭。

四、实 验 步 骤

称取 2 g 工业苯甲酸粗品，置于 150 mL 烧杯中，加水约 60 mL，放在石棉网上加热并用玻璃棒搅动，观察溶解情况。如至水沸腾仍有不溶性固体，可分批补加适当水直至沸腾温度下固体全溶或基本溶解，然后再补加 15～20 mL 水，加热至沸腾。与此同时将布氏漏斗和抽滤瓶放在烘箱中预热（95～100 ℃）。

暂停对溶液加热，稍冷后缓慢加入半匙活性炭，边加边搅拌，使之分散开。重新加热至沸腾并煮沸 2～3 min。

取出预热的布氏漏斗和抽滤瓶，立即放入事先选定好的略小于漏斗底面的圆形滤纸，迅速安装好抽滤装置，以数滴沸水润湿滤纸，开泵抽气使滤纸紧贴漏斗底。将热溶液倒入漏斗中。待所有的溶液过滤完毕后，用少量热水洗涤漏斗和滤纸。滤毕，立即将滤液转入 100 mL 烧杯中用表面皿盖住杯口，在室温下放置冷却结晶。如果抽滤过程中晶体已在滤瓶中或漏斗尾部析出，可将晶体一起转入烧杯中，将烧杯放在石棉网上加热溶解后，再在室温下放置结晶，或将烧杯放在热水浴中随热水一起缓缓冷却结晶。

结晶完成后，用布氏漏斗抽滤，用玻璃塞将结晶压紧，使母液尽量除去。打开安全瓶的活塞，停止抽气，加 1～2 mL 冷水洗涤，然后重新抽干，如此重复 1～2 次。最后将结晶转移到表面皿上，摊开，在红外灯下烘干，测定熔点，并与粗品的熔点作比较。称重，计算回收率。

产量为 1.2～1.6 g，收率为 60%～80%，粗品熔点为 112～118 ℃，产品熔点为 121～122 ℃（文献值为 122.4 ℃）。

◎ 注释

① 活性炭是一种多孔物质，可以吸附色素和树脂状杂质，但同时它也可以吸附产品。

② 将选好的滤纸先一折为二，再沿 2、4 折成 1/4。然后将 1、2 的边折向 4、2；2、3 的边折向 2、4，在 2、5 和 2、6 处产生新的折纹。将 1、2 折向 2、6，2、3 折向 2、5，分别得 2、7 和 2、8 处的折纹。同样以 2、3 对 2、6，1、2 对 2、5 分别折出 2、9 和 2、10 处的折纹。然后在 8 个等份的每一小格反向折叠成 16 等份，再在 1、2 和 2、3 处各向内折一小折，展开后即得折叠滤纸。折叠时，勿重压圆心处，否则滤纸中央容易破裂。使用时，将滤纸翻转，使可能被手弄脏的一面向上，避免滤液污染。

③ 每次倒入漏斗的液体不要太满，也不要等溶液全部滤完再加。

◎ 思考题

1. 重结晶法一般包括哪几个步骤？指出各步骤所起的作用。
2. 重结晶时，溶剂的用量为什么不能过多，或过少？如何控制适宜的溶剂量？
3. 用活性炭脱色为什么要待固体物质完全溶解后才加入？为什么不能在溶液沸腾时加入？
4. 使用有机溶剂重结晶时，哪些操作容易着火？怎样才能避免？
5. 使用布氏漏斗过滤时，如果滤纸大于漏斗瓷孔面时，有什么不好？
6. 停止抽滤前，如不先拔除橡皮管就关住水阀（泵）会有什么问题发生？
7. 某一有机化合物进行重结晶，最适合的溶剂应该具有哪些性质？
8. 将溶液进行热过滤时，为什么要尽可能减少溶剂的挥发？
9. 在布氏漏斗中用溶剂洗涤固体时，应该注意哪些事项？

实验 5 萘和咖啡因的提纯——升华

一、实验目的

（1）了解升华的基本原理及适用范围。
（2）学会升华的基本装置及操作方法。

二、实验原理

升华是纯化固体物质的一种方法。特别适用于纯化在熔点温度以下蒸气压较高（高于 20 mmHg）的固体物质，利用升华可除去不挥发性杂质或分离不同挥发性的固体物质。升华的产品具有较高的纯度，但操作时间长，损失较大，因此在实验室里一般用于较少量（1~2 g）化合物的提纯。

与液体相同，固体物质亦有一定蒸气压，并随温度而变化。当加热时，物质自固态不经液态而直接气化为蒸气，蒸气冷却又直接凝固为固态物质，这个过程称为升华。常采用升华的方法提纯某些固体物质，升华是利用固体混合物中的被纯化固体物质与其他固体物质（或杂质）具有不同的蒸气压。

图 2-7 是物质的三相平衡图。T 为三相点，在这一温度和压力下，固、液、气三相处于平衡状态。在三相点以下，物质只有固、气两相，TA 表示固相和气相平衡时的固体的蒸气压曲线。因此，一般升华操作都是在三相点温度以下进行。三相点与物质的熔点相差很小，通常只有几分之一度。表 2-1 列出几种固体物质在其熔点时的蒸气压。

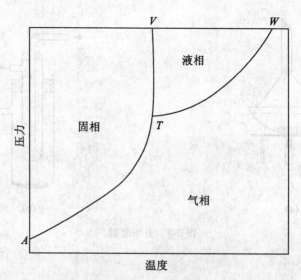

图 2-7 物质三相平衡图

表 2-1 固体化合物在其熔点时的蒸气压

化合物	熔点（℃）	熔点下的蒸气压（mmHg）
六氯乙烷	186	780
樟脑	179	370
碘	114	90
蒽	218	41
邻苯二甲酸酐	131	9
萘	80	7
苯甲酸	122	6

一个固体物质在熔点温度以下具有足够大的蒸气压时，可用升华方法来提纯。显然，欲纯化物中杂质的蒸气压必须很低，分离的效果才好。但在常压下具有适宜升华蒸气压的有机物不多，常常需要减压以增加固体的气化速率，即采用减压升华。这与对高沸点液体进行减压蒸馏是同一道理。

图 2-8 为常用的升华装置，其中图（a）为常压升华装置；图（b）为减压升华装置。

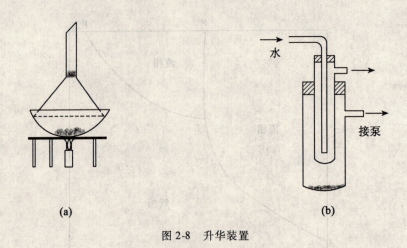

图 2-8 升华装置

三、仪器与药品

仪器：吸滤管，90°玻璃弯管，水泵，安全瓶，常备仪器。
药品：粗品萘，咖啡因。

四、实验步骤

1. 萘的升华

简单的常压升华装置如图 2-8（a）所示。在一蒸发皿中放入粗品萘 1g，铺均匀，上面盖一张穿有许多小孔的滤纸。然后用一个直径略小于蒸发皿的玻璃漏斗罩在上面，漏斗的颈部塞有棉花团，减少蒸气逸逸。在石棉网上加热蒸发皿（亦可选择其他热浴），小心调节火焰①，使其慢慢升华。蒸气通过滤纸小孔上升，冷却后凝结在滤纸和漏斗上。必要时漏斗外壁可用湿布冷却。当不再有蒸气上升并凝结时，停止加热，冷却后收集所得纯产物。

2. 咖啡因的升华

（1）常压升华。升华装置如图 2-8（a）。加入咖啡因 0.3 g，在石棉网（或沙浴）上小心加热升华②。当滤纸上出现白色毛状结晶时，暂停加热。冷却后揭开漏斗和滤纸，收集纯化产品。残渣经拌和后用较大的火再加热片刻，使升华完全。合并两次收集的咖啡因，测定熔点。若产品不纯时，可按下法减压升华。

（2）减压升华。减压升华装置如图 2-8（b），在大的吸滤管中装入 0.2 g 咖啡因，用铁夹固定好整个装置。向冷凝指中通入冷却水，并装好安全瓶和水泵。开启水泵，用微焰小火加热并注意不让固体物质熔化，升华完毕后，慢慢地打开安全瓶活塞后关闭水泵。小心取下冷凝指，收集纯化产物。

◎注释

①在任何情况下，升华温度均应低于物质的熔点。
②始终都须用小火间接加热。温度太高会使滤纸碳化变黑，并将一些有色物质烘出来，使产品不纯。第二次升华时，火亦不能太大。否则会使被烘物大量冒烟，导致产物不纯和损失。

◎思考题

1. 用升华法提纯的固体物质应具备什么条件？
2. 升华较重结晶在应用上有哪些优点，又受到什么限制？
3. 减压升华中，在关水泵前为什么要缓慢打开安全瓶的真空活塞？

实验 6　从合成废液中提取乙酸——液-液萃取

一、实验目的

（1）了解萃取的基本原理和应用。
（2）掌握液-液萃取的基本操作技术。

二、实验原理

萃取是将物质从一相向另一相转移的操作过程，是分离或纯化有机化合物的基本操作之一。应用萃取可以从固体或液体混合物中提取出所需要的物质，也可以用来洗去混合物中少量杂质。通常称前者为"萃取"（或"抽提"），后者为"洗涤"。

随着被提取物质状态的不同，萃取分为两种：一种是用溶剂从液体混合物中提取物质，称为液-液萃取。另一种是用溶剂从固体混合物中提取所需物质，称为液-固萃取（见实验 26 从茶叶中提取咖啡因及其结构测定和性质）。

液-液萃取是利用物质在两种互不相溶（或微溶）的溶剂中溶解度或分配系数的不同，使物质从一种溶剂内转移到另一种溶剂中。分配定律是液-液萃取的主要理论依据。在两种互不相溶的混合溶剂中加入某种可溶性物质时，它能以不同的溶解度分别溶解于此两种溶剂中。实验证明，在一定温度下，若该物质的分子在此两种溶剂中不发生分解、电离、缔合和溶剂化等作用，则此物质在两液相中浓度之比是一个常数，不论所加物质的量是多少都如此，用公式表示，即

$$\frac{C_A}{C_B} = K$$

式中，C_A、C_B 表示一种物质在 A、B 两种互不相溶的溶剂中的浓度；K 是

一个常数,称为"分配系数",它可以近似地看做是物质在两溶剂中溶解度之比。

由于有机化合物在有机溶剂中一般比在水中溶解度大,因而可以用与水不互溶的有机溶剂将有机物从水溶液中萃取出来。为了节省溶剂并提高萃取效率,根据分配定律,用一定量的溶剂一次性加入溶液中萃取,则不如将同量的溶剂分成几份作多次萃取效率高。可用下式来说明。

设:V 为被萃取溶液的体积,mL;

W_0 为被萃取溶液中有机物(X)的总量,g;

W_n 为萃取 n 次后有机物(X)剩余量,g;

S 为萃取溶剂的体积,mL。

经 n 次提取后有机物(X)剩余可用下式计算:

$$W_n = W_0 \left(\frac{KV}{KV+S}\right)^n$$

当用一定量的溶剂萃取时,希望在水中的剩余量越少越好。而上式 $KV/(KV+S)$ 总是小于1,所以 n 越大,W_n 就越小。即将溶剂分成数份作多次萃取比用全部量的溶剂作一次萃取的效果好。但是,萃取的次数也不是越多越好,在溶剂总量不变时,萃取次数 n 增加,则 S 就要减小。当 $n>5$ 时,n 和 S 两个因素的影响就几乎相互抵消了,所以一般同体积溶剂分为 3~5 次萃取即可。

一般从水溶液中萃取有机物时,选择合适萃取溶剂的原则是:要求溶剂在水中溶解度很小或几乎不溶;被萃取物在溶剂中要比在水中溶解度大;溶剂与水和被萃取物都不反应;萃取后溶剂易于和溶质分离开,因此最好用低沸点溶剂,萃取后溶剂可用常压蒸馏回收。此外,价格便宜,操作方便,毒性小、不易着火也应考虑。

经常使用的溶剂有:乙醚、苯、四氯化碳、氯仿、石油醚、二氯甲烷、二氯乙烷、正丁醇、醋酸酯等。一般水溶性较小的物质可用石油醚萃取;水溶性较大的可用苯或乙醚;水溶性极大的用乙酸乙酯。

常用的萃取操作包括:①用有机溶剂从水溶液中萃取有机反应物;②通过水萃取,从反应混合物中除去酸碱催化剂或无机盐类;③用稀碱或无机酸溶液萃取有机溶剂中的酸或碱,使之与其他的有机物分离。

三、仪器与药品

仪器:分液漏斗(60 mL),锥形瓶(50 mL),碱式滴定管,移液管,吸耳球，滴定管架。

乙酸乙酯，水-乙酸混合液（9∶1）或含乙酸合成废液（10%），0.2 mol 的标准 NaOH 溶液，酚酞指示剂。

四、实验步骤

1. 一次萃取法

（1）检漏。取一个 60 mL 的分液漏斗，用水检查分液漏斗的盖子和旋塞是否严密，如活塞处漏水，应取下旋塞，重新涂凡士林，处理方法同酸式滴定管。

（2）装液。用移液管准确量取 10 mL 乙酸与水的混合液，放入分液漏斗中，再加入 30 mL 乙酸乙酯，盖好塞子。

（3）萃取振摇。右手捏住漏斗上口颈部，并用食指根部压紧塞子，以免塞子松开。左手握住漏斗的旋塞部分，大拇指和食指按住旋塞柄，中指垫在塞座下边，将分液漏斗倾斜，使漏斗的上口略朝下，下部支管指向斜上方，如图 2-9 所示。

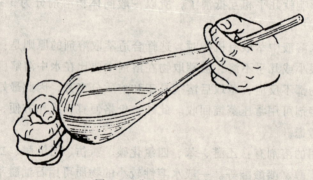

图 2-9 分液漏斗的使用

振摇分液漏斗，开始时振摇要慢。每振摇几次后，使漏斗向上倾斜，旋开旋塞。放出因振摇液体气化而产生的过量蒸气，此操作称为"放气"。否则，振摇后溶液产生的蒸气压可能冲出，而出现漏液。如此重复操作 3~4 次。

（4）静止分液。将漏斗放在铁圈中静止，并把塞子的小槽对准漏斗口颈上的通气孔（或把塞子取下），以便与大气相通①，如图 2-10 所示。待分液漏斗中的液体分成清晰的两层以后②，缓缓旋开旋塞，将下层水溶液经旋塞从下端放入一锥形瓶中。当液面间的界限接近旋塞时,关闭旋塞,静止片刻,这时下层液体往往会增多一些,再把下层水溶液仔细地放出③,然后将剩下的上层乙酸乙酯从上口倒入另一锥形瓶中。切不可也经旋塞从下端放出,以免被残留在漏斗颈上的液体沾污。乙酸乙酯提取液,倒入回收瓶中。

加入 3~4 滴酚酞作为指示剂,用 0.2mol 的标准 NaOH 溶液滴定水相,记录所用 NaOH 溶液的体积,计算留在水中乙酸的量及百分率。

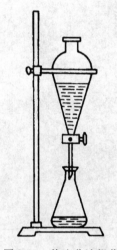

图 2-10 静止分液操作

2. 多次萃取法

用移液管准确量取 10 mL 乙酸与水的混合液,放入分液漏斗中,每次用 10 mL 乙酸乙酯如上法萃取三次。最后用 0.2 mol 的标准 NaOH 溶液滴定第三次萃取后的水相,计算留在水中乙酸的量及百分率。

比较两种萃取法的萃取效果,并与理论计算的结果相比较。

◎ 注释

① 分液时,特别注意漏斗内与大气相通。

② 若两种溶剂能部分互溶而发生乳化,可加入少量电解质(如 NaCl),利用盐析加以破坏。若因比重接近产生的乳化现象,也可用加盐的方法来破乳。若因溶液碱性而产生乳化,常可加入少量稀硫酸或采用过滤的方法除去。

③ 有时在两相间可能出现一些絮状物,分液时也应将它们一同放出。

◎思考题

1. 液-液萃取的基本原理是什么?
2. 从水溶液中萃取有机物时,应如何选择溶剂?
3. 在使用分液漏斗时,应注意哪些事项?

第三部分　有机化合物的色谱分析及电泳

色谱法（Chromatography）又称层析法，由俄国植物学家 Tswett 首创于 1903 年。起初色谱法用于有色化合物如叶绿素等的分离，目前，它已发展成为分析混合物组分或纯化各种类型物质的特殊技术。

色谱法的特点是集分离、分析于一体，简便、快速、微量。它解决了许多其他分析方法所不能解决的问题，在医药、卫生、生化、天然有机化学等学科有广泛的应用。随着电子计算机技术的迅速发展，出现了全自动气相色谱仪、高效液相色谱仪等，使色谱法这一分离分析技术的灵敏度以及自动化程度不断提高。

色谱法的应用主要有以下几个方面：

(1) 分离混合物。含有多种组分的混合物样品，不需事先用其他化学方法消除干扰，可直接进行分离。其分离能力之强可将有机同系物及同分异构体加以分离。

(2) 精制、提纯化合物。制备色谱可用色谱法将化合物中含有少量结构类似的杂质除去，达到色谱纯度。

(3) 鉴定化合物。可利用化合物的物理常数如 R_f 值，同时将未知物与已知物进行对照，初步判断性质相似的化合物是否为同一种物质。

(4) 观察化学反应进行的程度。利用简便、快速的薄层色谱法观察色点的变化，以证明反应是否完成。

凡色谱都有两相，一相是固定的，称为固定相；另一相是流动的，称为流动相。色谱法的分离原理是利用混合物中各组分在不同的两相中溶解、吸附或其他亲和作用的差异，当流动相流经固定相时，使各组分在两相中反复多次受到上述各种力的作用而得到分离。

色谱法可以有几种分类方法。

(1) 按其分离过程的原理可分为：吸附色谱法，分配色谱法，离子交换色谱法等；

(2) 按固定相或流动相的物理状态可分为：液-固色谱法，气-固色谱法，气-液色谱法，液-液色谱法等；

(3) 按操作形式不同可分为：柱色谱法（Column Chromatography），薄层色谱法（Thin Layer Chromatography，TLC）和纸色谱法（Paper Chromatography）等。借助薄层色谱或纸色谱，可以摸索柱色谱的分离条件（如吸附剂、展开剂等的选择），然后利用柱色谱较大量地分离和制备化合物。同时，柱色谱中也要利用薄层色谱与纸色谱以鉴定、分析分段收集洗脱液中的各组分。

电泳是指在一定条件下，带电质点在电场作用下作定向移动的现象。利用带电质点在电场中移动速度和方向的不同而达到分离的技术称为电泳技术。电泳后的样品可用洗脱法和光密度法求出各组分的含量。近年来由于操作技术不断改进，电泳已发展成为重要的分析技术，已被广泛应用于生物化学、免疫化学、药物化学及临床诊断等方面。电泳技术具有快速、准确、易重复的特点。

实验7　甲基橙与亚甲基蓝的分离——柱色谱

一、实验目的

(1) 了解柱色谱的基本原理及其一般的操作技术。
(2) 学习用吸附柱色谱法分离有色混合物。

二、实验原理

柱色谱可分为分配柱色谱和吸附柱色谱。本实验采用吸附柱色谱。

图3-1所示为用来分离混合物的柱色谱装置图。柱内装有固定相（氧化铝或硅胶等），将少量样品溶液放在顶部，然后让流动相（洗脱剂）通过柱，移动的液相带着混合物的组分下移，各组分在两相间连续不断地发生吸附、脱附、再吸附、再脱附的过程。由于不同的物质与固定相的吸附能力不同，各组分将以不同的速率沿柱下移。不易吸附的化合物比吸附力大的化合物下移得快些。

当混合物被分离开以后，可采用下列方法予以收集：①将柱内固体挤出，把含有所需层带的固体部分切割下来，再用适当溶剂萃取之；②让洗脱剂不断流经柱,用不同容器收集不同时间洗脱下来的组分,然后将溶剂蒸去。

有色物质流经柱时,层带可直接观察到;对于无色物质,可通过加入显色剂或利用照射紫外光时有荧光出现区别之。

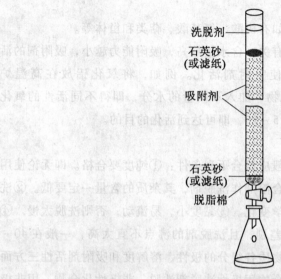

图 3-1 柱色谱装置

利用柱色谱法分离混合物,其分离效果受多种因素的影响。

1. 吸附剂的选择

进行柱色谱分离时,首先应考虑选择合适的吸附剂。常用的吸附剂有氧化铝、硅胶、氧化镁、碳酸钙、活性炭等。一般要求吸附剂:①有大的表面积和一定的吸附能力;②颗粒均匀,在操作过程中不碎裂,不起化学反应;③对待分离的混合物各组分有不同的吸附能力。常见的柱色谱固体吸附剂与极性化合物结合能力的顺序为:纸<纤维素<淀粉<糖类<硅酸镁<硫酸钙<硅酸<硅胶<氧化镁<氧化铝<活性炭。

常用的吸附剂氧化铝,有碱性、酸性和中性三种。碱性氧化铝(pH = 9~10)用于碳氢化合物、对碱比较稳定的中性色素、甾类、生物碱等的分离。中性氧化铝(pH = 7.5)应用最广,用于分离生物碱、挥发油、萜类、甾体、蒽醌以及在酸、碱中不稳定的苷类、酯、内酯等。酸性氧化铝(pH = 4~5)用于氨基酸及对酸稳定的中性物质。氧化铝的活性分 Ⅰ~Ⅴ级,一般用Ⅱ~Ⅲ级,Ⅰ级的吸附能力太强,Ⅴ级的吸附能力太弱,较少使用。

常用的吸附剂还有硅胶，系多孔性的硅氧环 $\mathrm{-Si-O-Si-}$ 交链结构，由于其骨架表面有很多 $\mathrm{-Si-OH}$ 基团，能吸附大量水分。以硅胶作吸附剂可分离一些酸性和中性物质，如有机酸、氨基酸、萜类和甾体等。

吸附剂的活性与其含水量有关，含水量越高，吸附能力越小，吸附剂的活性降低。通常用加热的方法使吸附剂活化。例如，将氧化铝放在高温炉（350~400℃）烘烤3h，得无水物，加入不同量的水分，即得不同活性的氧化铝。硅胶在105~110℃恒温0.5~1h，即可达到活化的目的。

2. 洗脱剂的选择

在吸附色谱中，洗脱剂一般应符合下列条件：①纯度要合格。即无论使用单一溶剂作洗脱剂还是使用混合溶剂作洗脱剂，其杂质的含量一定要低。②洗脱剂与样品或吸附剂不发生化学变化。③黏度小，易流动，否则洗脱太慢。④对样品各组分的溶解度有较大差别，且洗脱剂的沸点不宜太高，一般在40~80℃之间。通常，根据被分离物质各组分的极性、溶解度和吸附剂活性三方面综合考虑。一般说来，极性化合物用极性洗脱剂洗脱，非极性化合物，用非极性洗脱剂洗脱效果好。对于组分复杂的样品，首先使用极性最小的洗脱剂，使最易脱附的组分分离，然后加入不同比例的极性溶剂配成洗脱剂，将极性较大的化合物自色谱柱中洗脱下来。常用的洗脱剂按其极性的增大顺序可排列如下：石油醚（低沸点<高沸点）<环己烷<四氯化碳<苯<二氯甲烷<三氯甲烷<乙醚<甲乙酮<二氧六环<乙酸乙酯<乙酸甲酯<正丁醇<乙醇<甲醇<水<吡啶<乙酸。

值得指出的是，要找到最好的分离条件往往不容易，较为方便的方法是参考前人的工作中类似化合物的分离条件，或用薄层色谱摸索出分离条件供柱色谱参考。

3. 操作方法

利用柱色谱进行分离，其操作程序可分为：装柱、加样、洗脱、收集、鉴定五个步骤，对于每一步工作，都需要小心、谨慎地对待它。

（1）装柱。柱装得好坏，直接影响到分离效果。装柱方法有干法和湿法两种。干法装柱是首先将干燥的吸附剂经漏斗，均匀地成一细流慢慢装入柱内，中间不应间断，不断轻轻敲打玻璃管，使柱装填得尽可能均匀，适当的紧密。然后加入洗脱剂,使吸附剂全部润湿。干法装柱的缺点是容易使柱中混有气泡,湿法装柱可避免此缺点。其方法是用洗脱剂和一定量的吸附剂调成浆状,慢慢倒入柱中。此时,应将柱的下端活塞打开,使溶剂慢慢流出。吸附剂渐渐沉于柱底,这样做,柱装得比干法装柱紧密、均匀。无论采用哪种方法,都不能使柱中有裂缝或有气泡(具体操作将在实验部分叙述)。柱中所装吸附剂的用量,一般为被分离样品的量的 30~50 倍。若待分离的样品中各组分性质比较相近,则吸附剂的用量会更大,甚至可增大至 100 倍。柱高和柱直径之比约为 7.5:1。

(2) 加样。若样品为液体。一般可直接加样。若样品为固体,则需将固体溶解在一定量的溶剂中,沿管壁加至柱顶部。要小心勿搅动固定相表面。溶解样品的溶剂除了要求其纯度应合格,与吸附剂不起化学反应,沸点不能太高等条件外,还须具备:①溶剂的极性比样品的极性小一些。若溶剂极性大于样品的极性,则样品不易被吸附剂吸附;②溶剂对样品的溶解度不能太大,若溶解度太大,易影响吸附。也不能太小,否则,溶液体积增加,易使样品分散。样品溶液滴加完毕后,打开活塞,使液体渐渐流出,至液面刚好与吸附剂表面相齐(勿使吸附剂表面干燥),即可沿管壁滴加洗脱剂进行洗脱。

(3) 洗脱。在洗脱过程中注意:①应连续不断地加入洗脱剂,并要求保持液面一定高度,使其产生足够的压力提供平稳的流速。②在整个操作中不能使吸附柱的表面流干,一旦流干后再加洗脱剂,易使柱中产生气泡和裂缝,影响分离。③应控制流速,一般流速不应太快,否则柱中交换来不及达到平衡,因而影响分离效果;太慢,会延长整个操作时间,而且对某些表面活性较大的吸附剂如氧化铝来说,有时会因样品在柱上停留时间过长,而使样品成分有所改变。

(4) 收集。如果样品各组分有颜色,在柱上分离的情况可直接观察出来,分别收集各个组分即可。在多数情况下化合物无颜色,一般采用多份收集,每份收集量要小。对每份洗脱液,采用薄层色谱或纸色谱作定性检查,根据检查结果,可将组分相同的洗脱液合并后蒸去溶剂,留作进一步的结构分析。对于组分重叠的洗脱液可以再行色谱分离。

三、仪器与药品

仪器:常备仪器,色谱柱(可用截取刻度为 15~20 cm 长的酸式滴定管代替）一根，滴管，研钵，滴液漏斗，套有橡皮塞的玻璃棒。

药品：中性氧化铝（100～140目，柱色谱用），脱脂棉，滤纸（或石英砂），甲基橙和亚甲基蓝的乙醇混合液①，石英砂（可用滤纸或干净砂子代替），95%乙醇，5% NaOH。

四、实验步骤

1. 装柱（干法）

按图3-1安装一根洁净干燥的色谱柱，将少量脱脂棉装入柱的底部，轻轻压紧（若过紧，洗脱太慢）。在脱脂棉上盖一层约5 mm厚的石英砂（或一张比柱内径略小的滤纸）。柱的上端插一玻璃漏斗。称取4～7 g中性氧化铝并经漏斗均匀地成一细流慢慢装入柱内，边加边用套有橡皮塞的玻璃棒轻敲色谱柱的下端，使柱填充均匀、适度紧密②。上层氧化铝表面要平。为保护柱面，在氧化铝柱顶盖一层约5 mm厚的石英砂（或放一张滤纸），使砂面水平。从柱口沿管壁缓缓加入少量95%乙醇，使柱内氧化铝全部润湿，同时打开柱下口活塞，控制流速为1滴/秒，并用一锥形瓶接收流出的乙醇液。

2. 加样

当乙醇液层下降至刚好与砂面（或纸面）相平时，迅速用滴管沿管壁加入0.5 mL（约10滴）95%的甲基橙和亚甲基蓝的乙醇样品液。

3. 洗脱与显谱

当样品液面下降至与砂面相平时，用约1 mL的乙醇溶液淋洗管壁上的色素，待色素稍稍下移一段距离进入砂面时，立即沿柱壁补充淋洗液。使柱上端液面保持2～3 cm高度，直至柱上明显分出橙、蓝两个色带。当蓝色带到达柱底部时，更换锥形瓶，收集全部蓝色色素液。待乙醇液接近砂面时更换5% NaOH溶液作为洗脱剂，将橙色带洗脱下来，并用另一锥形瓶收集。

◎ 注释

① 此溶液由0.05 g甲基橙和0.25 g亚甲基蓝溶于110 mL 95%乙醇中配制而成。

② 若色谱柱填装不紧密、不均匀，或有气泡，则会影响渗透速度，使色带不整齐。显色的均匀度也差。但过于紧密，会使洗脱很慢。

◎ 思考题

1. 干法装柱与湿法装柱操作中，应注意的共同事项是什么？
2. 在柱色谱中，如何根据被分离物质的极性选择洗脱剂？上样时应注意什么？

实验 8　荧光黄与甲基橙的分离及鉴定
——薄层色谱

一、实验目的

（1）了解薄层色谱的基本原理及一般操作技术。
（2）学习用薄层色谱法分离、鉴定混合染料组分。

二、实验原理

薄层色谱与柱色谱的原理相同，也可以分为吸附色谱和分配色谱（现主要介绍固-液吸附色谱），只不过固体吸附剂是在玻璃板或硬质塑料板上铺成均匀的薄层（厚 0.25~1 mm），用毛细管将样品点在板的一端，把板放在合适的流动相（展开剂）里，流动相带着混合物组分以不同的速率沿板移动，即组分被吸附剂不断地吸附，又被流动相不断地溶解——解吸而向前移动。由于吸附剂对不同组分有不同的吸附能力，流动相也有不同的解吸能力，因此，在流动相向前移动的过程中，不同的组分移动不同的距离而形成了互相分离的斑点。在给定条件下（吸附剂、展开剂的选择，薄层厚度及均匀度等），化合物移动的距离与展开剂前沿移动的距离之比值（R_f 值）是给定化合物特有的常数。即

$$R_f = \frac{\text{样品原点中心到斑点中心的距离}}{\text{样品原点中心到展开剂前沿的距离}}$$

计算 R_f 值如图 3-2 所示。

利用薄层色谱进行分离及鉴定工作，在灵敏、快速、准确方面比纸色谱优越。薄层色谱的特点是：①设备简单，操作容易；②分离时间短，只需数分钟到几小时即可得到结果，因而常用来跟踪有机反应，监测有机反应完成的程

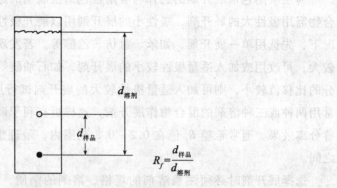

图 3-2　R_f 值计算示意图

度；③分离能力强，斑点集中，特别适用于挥发性小，或在高温下易发生变化而不能用气相色谱分离的物质；④可采用腐蚀性的显色剂如浓硫酸，且可在较高温度下显色；⑤不仅适用于小量样品（几毫克）的分离，也适用于较大量样品的精制（可达 500 mg）。应该指出，薄层色谱是否成功，与样品、使用的吸附剂、展开剂以及薄层的厚度等因素有关。

1. 吸附剂的选择

薄层色谱中常用的吸附剂（固定相）和柱色谱一样有氧化铝、硅胶等，只不过要求的颗粒更细（一般 200 目左右）。颗粒太大，展开速度太快，分离效果不好；颗粒太细，展开时又太慢，可能会造成拖尾、斑点不集中等。由于用于薄层色谱的吸附剂颗粒较细，所以分离效率比相同长度的柱效率高得多。一般展开距离在 10～15 cm 的薄层比展开距离在 40～50 cm 的滤纸效率还高，斑点也比纸色谱的小。吸附剂常和少量黏合剂（如羧甲基纤维素钠，简称 CMC-Na，煅石膏 $2CaSO_4 \cdot H_2O$、淀粉等）混合，以增大吸附剂在板上的附着力。于是薄层板分为两种，通常将加黏合剂的薄层板称为硬板，不加黏合剂的板称为软板。大致说来，薄层用的硅胶类型分为硅胶 H，不加黏合剂；硅胶 G，含煅石膏作黏合剂；硅胶 H_{254}，含荧光物质，可于波长 254 nm 的紫外光下观察荧光；硅胶 GF_{254}，含煅石膏又含荧光剂。氧化铝也因含黏合剂或荧光剂而分为氧化铝 G、氧化铝 GF_{254} 及氧化铝 HF_{254} 等。

薄层吸附色谱和柱吸附色谱一样，所使用的吸附剂对分析样品的吸附能力和样品的极性有关。极性大的化合物吸附性强，因而 R_f 值就小。因此利用硅胶或氧化铝薄层可将不同极性的化合物分离开来。

2. 展开剂的选择①

薄层吸附色谱展开剂的选择与吸附柱色谱洗脱剂的选择相同。极性大的化合物需用极性大的展开剂，极性小的展开剂用以展开极性小的化合物。一般情况下，先选用单一展开剂，如苯、氯仿、乙醇等。若发现样品各组分的比移值较大，可改用或加入适量极性较小的展开剂，如石油醚等。反之，若样品各组分的比移值较小，则可加入适量极性较大的展开剂试行展开。在实际工作中，常用两种或三种溶剂的混合物作展开剂，这样更有利于调配展开剂的极性，改善分离效果。通常希望 R_f 值在 0.2~0.8 范围内，最理想的 R_f 值在 0.4~0.5 之间。

选择展开剂时必须注意溶剂的规格、溶剂的杂质，如乙醇中含少量的水分，氯仿中含少量的乙醇都会影响分离效果。总之，选择展开剂时，要同时从被分离物质的性质、吸附剂的活性以及展开剂的极性三个因素综合考虑。

3. 薄层板的制备

薄层板制备的好坏直接影响色谱的分离效果。它要求薄层要尽量均匀，厚度一致，否则展开时展开溶剂前沿不整齐，色谱结果也不易重复。首先在洗净干燥的玻璃板上，铺上一层均匀的厚度一定的吸附剂，铺层可分干法和湿法两种。实验室最常用的是湿法制板，其方法如下：将调合均匀的吸附剂糊状物倒在玻璃板上，用手持着板的一端轻轻转动或在平台上轻轻振动，使吸附剂均匀流布。也可采用薄层涂布器制备。方法是用两块 3 mm 厚的玻璃板中间夹一块 2 mm 厚的玻璃板，把调好的吸附剂倒在中间板上，然后以一光滑的玻璃棒，很快地将吸附剂由一端刮向另一端，即得一定厚度的薄层板（见图 3-3）。此法适用于制备较大的薄层板。板铺好后，在室温下晾干，放入烘箱内加热、活化。

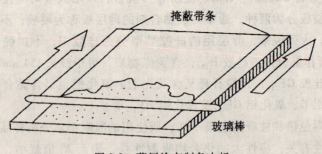

图 3-3 薄层涂布制备大板

在湿法制板中，吸附剂吸水量不同，加水量及活化时间也不相同。常用的铺层法加水量及薄板活化时间见表 3-1。活化后的薄层板存放于干燥器中备用。

表 3-1　　　　　　　　湿法铺层的加水量及活化时间

薄层类型	吸附剂∶水	活化温度（℃）	活化时间（h）	活度
氧化铝 G	1∶2	250	4	Ⅱ级
氧化铝-淀粉	1∶2	150	4	Ⅲ～Ⅴ
硅胶 G	1∶2 或 1∶3	105	0.5	
硅胶-CMC	1∶2（0.7%CMC 液）	110	0.5	
硅胶-淀粉	1∶2	110	0.5	
硅藻土 G	1∶2	105	0.5	

三、仪器与药品

仪器：载玻片（2.5 cm×7.5 cm），电吹风，层析缸，毛细管，研钵，滤纸，喷雾器，纱布，碘蒸气缸，常备仪器。

药品：硅胶 G，0.5% 羧甲基纤维素钠（CMC）溶液，标准样液（0.5% 荧光黄乙醇液，0.5% 甲基橙乙醇液），混合液（0.5% 的甲基橙和荧光黄的乙醇混合液），展开剂（乙酸乙酯∶乙醇=4∶1）。

四、实验步骤

1. 制板

称取 3 g 硅胶 G 于研钵中，加 CMC 溶液约 8 mL 立即调成均匀糊状物，用牛角勺取一勺糊状物，均匀铺在洁净干燥的一块载玻片上，手持玻片一端在平台上轻轻拍打，使其成均匀薄层。薄板要达到表面平坦、光滑、无水层和气泡。同法约可制 6 块薄层板。制好的板于平台上晾干，然后于 105℃ 烘箱中烤

0.5 h，凉后置于干燥器中备用。

2. 点样

取 2 块用上述方法制好的薄层板。分别在距薄板一端边缘 1 cm 处用铅笔轻画一横线作记号，作为起点线。用内径小于 1 mm、管口平整的毛细管吸取样品溶液点样。在一块板的起点线上点 0.5% 荧光黄乙醇液和混合液两个样点，在另一块板的起点线上点 0.5% 甲基橙乙醇液和混合液两个样点，吹干。点样时不能在固体表面造成洞穴，点样直径不超过 2 mm，各点之间隔 1~1.5 cm，以免展开时斑点互相干扰。若试样浓度较稀，可再点一次。

3. 展开

先将展开剂（乙酸乙酯：乙醇=4：1）倒入干燥洁净的层析缸中②，加盖饱和 5 min，使缸内充满展开剂蒸气。然后迅速将薄层板点样一端垂直浸入展开剂中，但样品点不可浸入，封盖。展开剂在薄板上向上展开（见图 3-4）。当展开剂前沿上升到距离薄层板上端约 1 cm 处时取出，立即用铅笔画出溶剂前沿。再展开另一块板。

4. 显示谱图及计算 R_f 值

因样品本身有颜色，可不经显谱而直接测量计算 R_f 值。用铅笔轻轻画出斑点轮廓，确定斑点中心，仔细测量起始线到斑点中心和到溶剂前沿的距离，计算各组分的 R_f 值，保留两位有效数字。与标准品比较，确定出混合样品的组成。

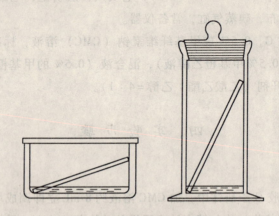

图 3-4 薄层色谱展开装置

◎ 注释

① 良好展开剂的快速确定方法：在一块薄层板上点上某一样品的几个斑点，斑点之间间隔至少 1 cm。用毛细管分别吸取预先选好的几种溶剂或混合溶剂轻轻点在每个斑点上，溶剂即向外扩展成一圆圈。用铅笔标出溶剂前沿。当这些溶剂向外扩展时，所有斑点都将扩大成同心圆环（见图3-5）。从这些圆环的外形可以看出，第一种展开剂的极性不够强，样品跑不动；第三种展开剂的极性太强，样品组分分不开；只有第二种展开剂的极性适宜。

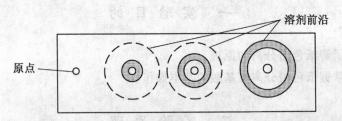

图 3-5　试验展开剂的同心圆环法

② 在展开的最初阶段，靠近边缘的样点比处于板中心位置的样点的同类物质迁移距离更长，这种现象叫"边缘效应"。特别是当所用的混合溶剂各组分之间的极性、蒸气密度和比重等的差异较大时，这种效应容易发生。主要原因是层析缸内没有充分饱和。为防止这种效应的发生，通常在层析缸内衬一张滤纸。在本实验中可省去。

◎ 思考题

1. 与柱色谱相比，指出薄层色谱法的特点。

2. 展开时，展开剂的高度为何不能超过点样线？点样时为何不能造成洞穴？起始线若画得过深，对展开有何不利？

实验 9　氨基酸的分离及鉴别——纸色谱

一、实 验 目 的

（1）了解纸色谱分离的原理。
（2）掌握纸色谱分离氨基酸的基本操作。

二、实 验 原 理

纸层析是一种分配色谱。它以滤纸作为载体，纸纤维上吸附的水（一般纤维能吸附22%左右的水）为固定相，与水不相混溶的有机溶剂作为流动相。样品点在滤纸的一端，放在一个密闭的容器中，当有机相流动经过原点时，样品在水与流动相之间连续发生多次分配，分配系数较大的物质留在固定相中较多，随流动相移动的就慢一些。常用比移值 R_f 值表示物质移动的相对距离。R_f 值计算公式见薄层色谱。

R_f 值取决于被分离物质在两相间的分配系数以及两相的体积比。由于两相体积比在同一实验条件下是常数，所以 R_f 值主要决定于分配系数。不同物质分配系数不同，R_f 值也不同。对于某种给定的化合物而言，在标准条件下 R_f 是常数。

纸层析是一种简单的微量分析方法，广泛用于有机物质、生化物质和药物的分离、鉴定及定量测定。

1. 滤纸的选择与处理

（1）滤纸要质地均匀、平整、无折痕、边缘整齐，以保证展开剂展开速度均匀。滤纸应有一定的机械强度。

（2）纸纤维的松紧适宜，过于疏松易使斑点扩散，过于紧密则流速太慢。同时也要结合展开剂来考虑，丁醇为主的溶剂系统黏度过高展开速度慢，相反石油醚、氯仿等为主的溶剂系统则展开速度较快。

（3）纸质要纯，杂质要少，无明显的荧光斑点，以免混淆影响鉴别。

（4）厚纸载样量大可供制备或定量用，薄纸供一般定性用。

在选用滤纸型号时应结合分离对象加以考虑。快速滤纸由于结构疏松，纤维素相对较少，每单位体积与纸结合的水相对较少，所以物质在纸上移动速度快，分辨率低，常用于简单化合物分离；慢速滤纸分辨率高，但展速慢，较少使用；中速滤纸具有中等分辨率，实验中最为常用。

国产新华滤纸有六种型号，其中 1 和 4 号为快速滤纸，2 和 5 号为中速滤纸，3 和 6 号为慢速滤纸。新华 2 号滤纸相当于 Whatman 公司的 1 号滤纸，新华 5 号滤纸相当于 Whatman 公司的 3 号滤纸。

为了适应某些特殊化合物的分离，有时需对滤纸进行处理。如分离酸、碱性物质时为保持恒定的酸碱度，可将滤纸浸于一定 pH 值缓冲溶液中处理再用，或在展开剂中加一定比例的酸或碱。在选择滤纸型号时，应结合分离对象考虑。

2. 展开剂的选择

（1）对于易溶于水的化合物可直接以吸附在滤纸上的水作为固定相，以能与水混溶的有机溶剂作展开剂，如乙醇。

（2）对于难溶于水的极性化合物应选择非水极性溶剂作为固定相，如甲酰胺，以不能与固定相混溶的非极性溶剂作为展开剂，如苯、氯仿等。

（3）对于不溶于水的非极性化合物应以非极性溶剂作为固定相，如液体石蜡等。以极性溶剂作为展开剂，如水、含水的乙醇等。

如果单一溶剂不能将样品展开时，可选择性能合适的多组分混合溶剂展开。

3. 点样

若样品是液体可直接进行点样；若为固体，应先溶解于与展开剂极性相似且易于挥发的溶剂中，尽量避免用水，因为水溶液斑点易扩散。

点样方法：用管口平整的毛细管或微量注射器，吸取少量试液点于滤纸条一端 2~3 cm 处，可并排数个样品，两点相距 2 cm 左右。若样品太稀，则需在同一位置点数次，每次点样后，应等样点干燥后再点，以免原点扩散过大。原点扩散过大会降低分辨率和分离度。

4. 展开

层析缸中先加入少量配制好的展开剂，使其蒸气内饱和 7~10 min，再将点样后的滤纸浸入展开剂中展开。

纸色谱展开方式分为上行法、下行法和水平展开法。上行展开法运用较多，如图3-6所示。该法设备简单，但展开速度慢，适于分离 R_f 值相差较大的物质。对于 R_f 值相差较小的物质，用下行法。下行法中，展开剂除毛细管作用外，还有重力作用，因此速度较快。当被分离的样品比较复杂时，可采用双向展开法。双向展开法是将混合物样品点在方形滤纸某一方向的端部进行展开，待展开剂干燥后，再在垂直于第一次展开的方向上用原展开剂或不同的展开剂进行第二次展开，这样对某些复杂的混合物可获得满意的结果。

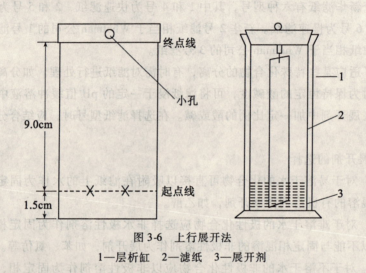

图3-6　上行展开法
1—层析缸　2—滤纸　3—展开剂

5. 显色与结果处理

当展开剂移动到滤纸的3/4距离时取出滤纸，用铅笔画出溶剂的前沿，然后用电吹风吹干或挂在烘箱中烘干，接着用喷雾器将茚三酮丙酮溶液均匀地喷在滤纸上，再吹干或烘干（温度约100℃）至显色，用铅笔画出斑点的轮廓。按 R_f 值计算公式计算出各斑点的比移值。

三、仪器与药品

仪器：烘箱或电吹风，层析缸，毛细管或微量进样器，量筒，分液漏斗，铅笔，新华2号滤纸。

药品：展开剂（正丁醇∶醋酸∶水按4∶1∶5的体积比混合）①，显色剂（0.1%茚二酮的丙酮溶液）。

氨基酸样品（0.01 mol/L 丙氨酸乙醇溶液，0.01 mol/L 精氨酸乙醇溶液，丙氨酸和精氨酸混合液）。

四、实 验 步 骤

1. 点样

将层析滤纸剪成 15 cm×10 cm 大小②，在距底边 1.5 cm 处用铅笔轻轻画一横线并分成三等分。在滤纸对应的等分处标出"丙、精、混"字样作为原点的标记。样品之间距离应在 2~3 cm，不可太近，以免展开时相互干扰。用毛细管在等分处点上相应的样品。点样时通常用内径小于 0.5 mm 的毛细管吸取样品，点样的直径不要超过 1.5~2.0 mm。如样品太稀，可重复点样。晾干或用电吹风吹干。

2. 展开

将展开剂倾入层析缸中，高约 1 cm，盖紧层析缸盖，平衡约 10 min 将滤纸未点样的一端在层析缸中挂起，将点有样品的一端放在展开剂下 1 cm 处。注意斑点位置必须在展开剂液面以上进行展开。

3. 显色

待展开剂上升至距离滤纸顶端 2 cm 处时，取出滤纸，晾干，沿溶剂边缘用铅笔画线。以 0.1% 茚三酮丙酮液喷洒在滤纸上，稍干后，置 80℃ 烘箱中烘烤 5 min，取出，滤纸上即显有紫红色斑点，或用电吹风加热至显有紫红色斑点。用铅笔画出色斑的中点。

4. 计算 R_f 值

测量原起点到斑点中心的距离，以及原起点到溶剂前沿的距离，计算 R_f 值，与标准品比较，确定出混合氨基酸的组成。

◎注释

①按正丁醇：醋酸：水 = 4：1：5 的体积比混合；摇匀后放置半天以上，取上层液备用。

②色谱用的滤纸纤维方向会影响分离，因此每次要保持展开时滤纸纤维方向一致。

◎思考题

1. 本实验将显色剂加入展开剂中，对实验结果有无影响？

2. 展开剂向上展开的动力是什么?
3. 氨基酸显色的原理是什么?
4. 氨基酸纸层析过程中的注意事项?

实验10　混合氨基酸的分离——纸上电泳

一、实验目的

（1）了解电泳的基本原理，学会纸上电泳的操作方法。
（2）初步掌握用纸上电泳法分离鉴定氨基酸。

二、实验原理

在一定条件下，带电的质点在电场作用下，向着与其所带电荷相反的电极移动，这种现象称为电泳。电泳可分为显微电泳、自由界面电泳和区带电泳，其中区带电泳操作简便，常用于分离鉴定。区带电泳即电泳在不同的惰性支持物中进行，使各组分成带状区间。以滤纸作为带电质点的支持物来进行的电泳称为纸上电泳。物质在滤纸上的移动称为泳动。纸上电泳法的基本原理是在一张被电解质饱和的滤纸的两端加上直流电压，在电场作用下，加在滤纸中心的样品向正负两极移动，由于不同物质移动速度不同而达到相互分离的目的。

氨基酸在水溶液中总是以阳离子、阴离子和两性离子（偶极离子）三种结构形式呈动态平衡。

$$R-CH(NH_2)-COO^- \underset{OH^-}{\overset{H^+}{\rightleftharpoons}} R-CH(^+NH_3)-COO^- \underset{OH^-}{\overset{H^+}{\rightleftharpoons}} R-CH(^+NH_3)-COOH$$

阴离子(pH>pI)　　　　两性离子(pH=pI)　　　　阳离子(pH<pI)

氨基酸存在的主要结构形式、所处的荷电状态，随溶液的 pH 值不同而发生改变。若溶液的 pH 值使阴、阳离子的量相等，氨基酸主要以两性离子（偶极离子）状态存在，所带正、负电荷数相等，净电荷为零，呈电中性；在电场中，氨基酸既不向正极也不向负极泳动，此时溶液的 pH 值称为该氨基酸的等电点（pI）。在 pH<pI 的溶液中，阳离子的量超过阴离子，氨基酸在电场中向阴极泳动。当 pH>pI 时，阴离子的量超过阳离子，氨基酸向电场的阳极泳动。由于各种氨基酸的相对分子质量和 pI 不同，在一定 pH 值的缓冲溶液中，其所带电状况有差异，因此，在同一电场中的泳动方向和速度也往往不同。故可用电泳技术分离氨基酸的混合物。

纸上电泳不仅用于分离氨基酸、蛋白质，而且也可用于无机离子、配位化合物、糖类、染料等物质的分离。

一个带电质点在电场中的电泳速度除受本身性质的影响外，还与下列因素有关：

（1）电场强度（电势梯度）。电场是指每厘米支持物的电位降，单位为 V/cm。它对电泳速度起着重要作用。电场强度越高，带电质点移动的速度越快。根据电场强度的大小，可将电泳分为高压电泳（>50 V/cm）、常压电泳（10~50 V/cm）和低压电泳（<10 V/cm）。

（2）溶液的 pH 值。溶液的 pH 值决定了带电质点的解离程度，也决定了物质所带净电荷的多少，对蛋白质、氨基酸等两性物质而言，溶液的 pH 值离等电点越远，质点所带净电荷越多，电泳速度越快。为了使电泳中支持介质保持稳定的 pH 值，电泳时必须使用缓冲液。

（3）离子强度。离子强度越大，电泳速度越慢。一般常用缓冲溶液的离子强度在 0.01~0.2 之间，如果离子强度太小，缓冲溶液的缓冲容量小，不易维持恒定的 pH 值。

（4）电渗。在电场中，液体对固体支持物的相对移动称为电渗。它是由缓冲溶液的水分子和支持介质的表面之间所产生的一种相关电荷所引起的。如滤纸的孔隙带有负电荷，与滤纸相接触的水溶液则带正电荷，溶液向负极移动。若质点的电泳方向与电渗水溶液移动方向一致，则电泳速度加快；反之，电泳速度减慢。因此应尽量选择电渗作用小的物质作支持物。

不同物质的电泳速度通常用离子迁移率来表示。其定义为带电质点在单位电场强度下的泳动速度，用公式表示：

$$u = \frac{v}{E} = \frac{(d/t)}{(V/l)} = \frac{dl}{Vt}$$

式中，u 为离子迁移率，$cm^2/V \cdot s$；v 为质点的泳动速度，cm/s；E 为电场强度，v/cm；d 为质点泳动的距离，cm；l 为支持物的有效长度，cm，即滤纸与两级溶液交界面间的距离；V 为加在支持物两端的实际电压，V；t 为电泳时间，s。

三、仪器与药品

仪器：DYY-Ⅲ2 型稳压稳流电泳仪及 DYY-Ⅲ38A 型电泳槽（北京六一仪器厂）（见图3-7），国产新华3号色层定性分析滤纸（75 mm×200 mm）①，玻璃点样毛细管（φ0.5 mm），喷雾器，电热吹风或烘箱，万用电表，白搪瓷盘，竹夹子，刀片，直尺，铅笔。

药品：谷氨酸溶液（3g·L^{-1}），赖氨酸溶液（3g·L^{-1}），谷氨酸溶液（3g·L^{-1}）和赖氨酸水溶液（3g·L^{-1}）的混合液，茚三酮乙醇溶液（3g·L^{-1}）②。

巴比妥缓冲液（离子强度0.05，pH=8.6）：称取1.84 g 二乙基巴比妥酸和10.30 g 二乙基巴比妥酸钠，用水溶解后，加水至1000 mL。

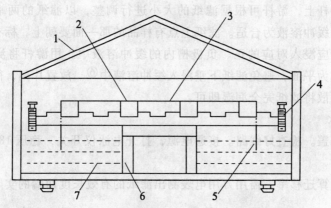

图 3-7 DYY-Ⅲ38A 型电泳槽侧视示意图
1—电泳槽盖　2—游杆　3—滤纸　4—电极　5—滤纸
6—隔板　7—缓冲液

四、实验步骤

1. 仪器装置

不同型号电泳仪的操作方法各异。实验前，请认真阅读有关仪器的使用说明书。

在洁净的电泳槽中加入适量的巴比妥缓冲液，并使两槽的缓冲液处在同一水平面。

接好电泳槽与电泳仪的连接线，通过面板上的开关选择"稳压"或"稳流"的工作状态以及合适的电流、电压量程。

2. 点样和润湿

取一张层析滤纸③，用铅笔④在滤纸中央轻轻画一细直横线，并在线上等距离处标出三个试样原点的位置，在滤纸的两端分别标记"（+）"、"（-）"符号，对应各点样点分别写出"赖"、"混"、"谷"的字样及其他必要事项。沿所绘横线垂直的方向，用刀片在每两个点样点之间的滤纸上画一段约 10 mm 的细缝，以免电泳时样品扩散而互相干扰。用 3 支毛细管分别蘸取样品溶液，毛细管垂直于纸面在各对应点点上赖氨酸溶液、赖氨酸与谷氨酸的混合液、谷氨酸溶液，样点的直径不宜超过 3 mm⑤。将滤纸折成 90°角直接架在电泳槽槽口上方的游杆上，游杆可根据滤纸的大小进行调整，以滤纸的两端能接触到正、负槽的缓冲溶液为合适。滤纸上点有样品的那一面要朝上，标有正、负号的滤纸两端应浸入对应的正、负极槽内的缓冲溶液中。用游杆将滤纸中间撑起，使其成为平面，避免滤纸下垂浸入缓冲溶液中⑥。放置片刻，待其缓冲溶液经自然扩散将滤纸完全润湿即可。

3. 电泳

盖上槽盖。检查好线路。接通电源，打开电泳仪开关，稳压 180 V，电泳 60 min⑦。

为了计算迁移率，需用万用电表测出滤纸的有效长度两端的实际电压，记录读数。

4. 显色

关闭电源开关，在滤纸条与溶液交界处作记号，以便测量滤纸的有效长度 l。用竹夹取出滤纸，置于干净的白搪瓷盘内，用热吹风吹干或放入烘箱中烘干（勿烤焦滤纸）。沿各质点泳动的方向均匀地喷洒茚三酮溶液。再次吹干或烘干滤纸。如此反复操作直至显示出各斑点为止。立即用铅笔圈出斑圈轮廓。

测量滤纸有效长度 l 和原点到各氨基酸显色斑圈中心位置的距离 d。

5. 结果处理

根据测量出的滤纸条的有效长度 l（cm）、各质点的泳动距离 d（cm）、实际电压（V）泳动时间（s），计算分离出的赖氨酸和谷氨酸的迁移率。

◎ 注释

① 层析滤纸的规格及尺寸，可根据实际情况加以选择。
② 茚三酮乙醇溶液易失效，宜新鲜配制。
③ 使用竹夹取滤纸。手指上油脂中含有相当量的氨基酸，若用手触及滤纸表面易造成污染，会出现错误的显色斑点。
④ 勿用有色笔在滤纸上作标记。
⑤ 样品量过多时，拖尾和扩散比较严重，不能获得最有效的分离。样品量太少时，将无法检出。
⑥ 层析滤纸两端分别浸入两槽的缓冲溶液中，中间用游杆撑起，形成盐桥。通电后，电流只能在滤纸上通过，电泳物质即在其上泳动。若操作不当，将滤纸浸泡在缓冲溶液中，则带电质点便失去了泳动之桥（支撑物、载体），造成"全军覆没"。
⑦ 若一个电泳槽同时放有多张滤纸，应待全部的滤纸完全润湿后一起通电。通电后，不要接触电泳槽内的溶液、样品及带电部分，以免触电。如需取放槽内物品，或需插入或拔出输出插头，应将电源开关切断后进行，以免短路。

◎ 思考题

1. 通过本次实验，你认为决定实验成败的因素有哪些？
2. 已知赖氨酸的 pI=9.74，苯丙氨酸的 pI=5.48，将它们置于 pH=8.9 的缓冲溶液中，它们各带何种电荷？电泳时，各向哪极移动？

实验11 血清蛋白的分离及鉴定——醋酸纤维素薄膜电泳

一、实验目的

（1）了解醋酸纤维素薄膜电泳的基本原理。
（2）掌握醋酸纤维素薄膜电泳的基本操作技术。

二、实验原理

醋酸纤维素薄膜是由纤维素的羟基经乙酰化而成，它具有均一的泡沫样结构，厚度仅 120 μm，因此对分子几乎没有阻力。该膜经二氧六环或液态石蜡等折光率相近（$n_D^{20}1.470$）的溶剂处理后成透明状，便于观察样品各区带组分。醋酸纤维素薄膜电泳的特点是：没有吸附现象；样品用量小（几 μg 或 μL）；各区带分界清楚；可直接用光电比色或光密度计分析；应用范围广泛，几乎可用于分离、分析所有在电场中泳动的物质。

血清中各种蛋白质的等电点均低于 7，故在 pH=8.6 的缓冲液中，均带负电荷。由于各种蛋白质的等电点不同，加之其分子量也各不相同[①]，导致血清蛋白在电场中的移动速度也不相同，从而得到分离。用此方法可将血清蛋白分为清蛋白、$α_1$-球蛋白、$α_2$-球蛋白、$β$-球蛋白、$γ$-球蛋白五类。经染色处理，可得清晰的蛋白质电泳图谱。

将图谱中各区带剪下，分别用一定量的 NaOH 溶液洗脱下来，进行比色，即可测定出各蛋白质区带的相对含量[②]。也可用有机溶剂将醋酸纤维素薄膜溶解，制得透明薄膜，再用光密计扫描进行定量。

三、器材与药品

材料：正常人新鲜血清（或家兔等动物血清）（无溶血现象），醋酸纤维素薄膜（2 cm×8 cm）。

仪器：稳压电泳仪，水平电泳槽，培养皿，点样器（盖玻片或曲别针），直尺，玻璃板，镊子。

试剂：巴比妥缓冲液（pH＝8.6，0.07 mol·L^{-1}）：称取 2.15 g 二乙基巴比妥酸和 12.02 g 二乙基巴比妥酸钠，用水溶解后，加水至 1000 mL；染色液：称取氨基黑 10B 0.25 g，加入甲醇（A.R.）50 mL、冰乙酸（A.R.）10 mL 和蒸馏水 40 mL 配制而成；漂洗液：将 95% 乙醇 45 mL、冰乙酸 5 mL 和蒸馏水 50 mL 混匀而成；透明液（临用前配制）：将 30 mL 冰乙酸和无水乙醇 70 mL 混匀而成；浸出液：0.04 mol·L^{-1} NaOH 溶液。

四、实验步骤

1. 薄膜预处理及点样

（1）薄膜预处理。根据分离样品多少选择尺寸大小合适的醋酸纤维素薄膜，在膜片的无光泽面上用铅笔轻轻画一条加样线。加样线一般在距膜片一端 1.5~3 cm 处或膜片中间，可先做预试性电泳实验来确定加样线的位置。

在膜片的无光泽面朝下的情况下，轻轻将膜片放入盛有电极缓冲液的培养皿的液体表面，让膜片吸收电极缓冲液自然下沉，直至膜片完全沉没于电极缓冲液中。如果一开始就将膜片完全浸没，膜片上会聚集许多小空气泡从而形成许多不透明的斑点，这样就很难将膜片浸透，而且影响分离效果。浸透后用钝头镊子取出，加在两层滤纸之间以吸去多余的电极缓冲液，但不可吸得过干（膜片上不得出现白色不透明区域，否则重新浸泡）。太干，不利于电泳；太湿，会影响加样，使样品线条扩散变宽，从而影响分离效果。

（2）加样。在膜片无光泽面的加样线进行加样，一般做线形加样。可用毛细管或玻璃片（如宽度 1 cm，厚度为 1.0~1.5 mm 的玻璃片）蘸取样品加在加样线上。定量分析的加样一般用微量注射器。用毛细管或微量注射器加样时应平稳地沿着加样线来回移动，直至预定体积的样品加完为止。样品加样量或加样体积随样品的浓度、染色和检定方法不同而有较大的变化，一般加样体积为每厘米加样线加 0.1~5 μL，相当于 5~1000 μg 蛋白质样品。

2. 电泳

用钝头镊子将加过样的膜片安放在水平电泳槽（见图3-8）的支架上，点样端与电源负极相连，尽量手指不要接触膜面，以免污染。将电泳槽的两个电极室注入电极缓冲液，用滤纸（或医用纱布）做盐桥。膜片的两端分别用滤纸（或医用纱布）盐桥盖住，以此将膜片拉平固定并使电流通过。

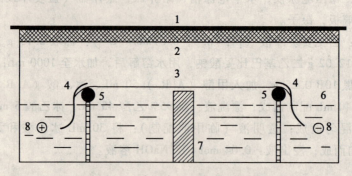

图 3-8　小型水平电泳槽示意图

1—槽盖板　2—泡沫塑料　3—醋酸纤维素薄膜　4—滤纸盐桥
5—膜支架　6—电极缓冲液　7—电极室中央隔板　8—电极

盖上电泳槽的盖子，避免膜片干燥，接通电源进行电泳。室温下，每厘米膜片宽的电流强度应控制在 0.4～0.8 mA，调节电压为 90～120 V，相当于每厘米长的膜片电压为 15～25 V。

电泳时间应根据膜片长度、分析目的和检测方法等方面综合考虑。一般采用在样品中加入指示剂染料的方法，如分离蛋白质样品可加入溴酚蓝指示剂。当指示剂移动到距膜片一端 1 cm 左右时停止电泳。电泳时应避免温度升高或电压太高，否则会使水分的热蒸发作用加剧，发生膜片干枯的现象。

3. 染色

电泳完毕，切断电源。用镊子夹出醋酸纤维素薄膜放入盛有染色液的培养皿中浸泡 5 min。取出后用漂洗液浸洗，脱色至背景颜色褪去，取出薄膜放在滤纸上，用吹风机的冷风将薄膜吹干。

五、结果处理

1. 定性分析

将漂洗好的薄膜用水洗净，平铺在干净的玻璃板上，判断电泳图谱中蛋白质的区带位置并说明原因。还可将洗净的薄膜浸入透明液中 2 min，取出后贴在玻璃板上，两者之间不能有气泡，垂直放置待其自然干燥，或用吹风机冷风吹干且无酸味。可用小刀片刮下以长期保存，也可进行石蜡封存，将薄膜置液体石蜡中浸泡 3 min，用滤纸吸干液体石蜡，压平，可长期保存不褪色（见图3-9）。

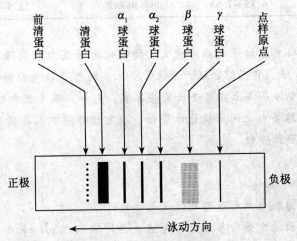

图 3-9　血清蛋白醋酸纤维素薄膜电泳结果示意图

2. 定量分析

（1）直接扫描法。浸入折射率为 1.474 的油中或其他透明液中使之透明，然后直接用光密度计测定。也可将透明后的薄膜用扫描仪直接扫描测定。

（2）洗脱比色法。将显色后的电泳区带依次剪下，并剪取同样大小无蛋白区带的薄膜作空白对照。将剪下的膜条分别浸泡在 4 mL 浸出液中，37℃水浴保温，每隔 5 min 振摇一次，使各色带的色泽完全洗脱下来，用 721 分光光度计在 590 nm 波长下比色，测定各组分吸光度，根据标准曲线求出各蛋白组分含量及相对百分含量。

◎注释

① 正常人血清蛋白质的等电点、分子量和相对百分含量见表 3-2：

表 3-2　　正常人血清蛋白质的等电点、分子量和相对百分含量

蛋白质	等电点（pI）	分子量	相对百分含量（%）
清蛋白	4.88	69000	54 ~ 73
α_1-球蛋白	5.06	200000	2.78 ~ 5.1
α_2-球蛋白	5.06	300000	6.3 ~ 10.6
β-球蛋白	5.12	9000000 ~ 150000	5.2 ~ 11
γ-球蛋白	6.85 ~ 7.65	156000 ~ 300000	12.5 ~ 20

②血清蛋白电泳结果的临床意义：肝硬化时清蛋白明显降低，而 γ-球蛋白可增高 2 ~ 3 倍。肾病综合征和慢性肾小球炎时可见清蛋白降低，α_2 和 β-球蛋白增高。从电泳图谱上亦可查出某些异常。例如，多发性骨髓瘤病人血清，有时在 β 和 γ-球蛋白之间出现巨球蛋白。原发性肝癌病人在清蛋白与 α_1 球蛋白之间可见到甲胎蛋白。

◎ 思考题

1. 纤维素薄膜电泳的原理及优点是什么？
2. 根据人血清中蛋白各组分等电点，估计它们在 pH = 8.6 的巴比妥缓冲液中电泳移动的相对位置。

第四部分 有机化合物的物理常数测定和性质

4.1 物理常数测定

有机化合物的熔点（m.p.）、沸点（b.p.）、折光率（n）、密度（ρ）以及质量旋光本领（$\alpha_{m.p}$）是有机化合物的重要物理常数，不同的化合物有时在某些物理性质上具有相同的常数，如具有相同的熔点或沸点，然而在各项物理性质上都有相同的常数却是罕见的。因此，有机化合物物理常数的测定在有机化合物的鉴定中起着重要的作用，也常用来定性地检验物质的纯度。

实验 12 熔点的测定——毛细管法

一、实验目的

(1) 了解测定熔点的意义。
(2) 掌握用毛细管法测定熔点的方法。

二、实验原理

通常认为固体物质加热到一定温度时,由固态转变为液态,此时的温度就是该物质的熔点。然而熔点的严格定义,应为固液两态在大气压力下达到平衡状态,亦即固相蒸气压与液相蒸气压相等时的温度。纯固体有机化合物通常都有固定的熔点,即在一定的压力下,固液两态之间的变化是非常敏锐的。从开始熔化至完全熔化的温度范围称为熔点范围(或称熔程、熔距)。纯物质的熔程一般不超过 0.5~1℃。如物质含有杂质,则其熔点往往较纯粹者为低,而且熔点范围也比较大。因此,熔点的测定是鉴定纯固体有机化合物的重要方法,并且也可用来定性地检验物质的纯度。样品越纯,则测得的熔点越接近文献记载的该样品的熔点,熔程越小。

通常将熔点相同或相近的两个化合物混合后测定熔点(混合熔点),以鉴定它们是否为同一物质。若混合熔点下降,且熔程扩大,则这两个化合物是不相同的物质;若仍为原来的熔点,则两个化合物为同一物质。测定熔点的方法,以毛细管法最为简便。此外,还可用显微熔点测定仪测定。

三、仪器与药品

仪器:提勒(Thiele)管,温度计(200℃),毛细管(内径 1 mm,长 60~80 mm),玻璃管(直径 8 mm,长 50~60 mm),玻璃棒(长 10 cm,一端压扁),铁架台,铁夹。

药品:液体石蜡,苯甲酸,乙酰苯胺。

四、实验步骤

1. 熔点管的制备

通常用内径约为 1 mm,长 60~80 mm 一端封闭的毛细管作为熔点管,这种毛细管的拉制见第一部分。

2. 样品的填装①

取少量(约 0.1g)待测熔点的干燥样品(如苯甲酸或乙酰苯胺)放在洁净的表面皿上,用玻璃棒研成极细的粉末,聚成小堆。将熔点管开口一端垂直向下插入样品粉末中,此时即有少许样品挤入熔点管中。为使样品装入熔点管底部,取一根长 50~60 cm 的玻璃管,直立在表面皿上,将封闭端朝下的熔点管从玻璃管的上端自由落下,熔点管碰到表面皿后,因弹性而在玻璃管内上下跳动,这样使样品紧密地装填于管底,重复上述操作数次,直至熔点管底的样品高度为 2~3 mm。装入的样品应均匀而结实,使传热迅速均匀。样品中如有空隙,则传热不好。用纸拭去沾于熔点管外的粉末,以免污染提勒管中的导热液。同法再填装两支熔点管备用。

3. 仪器的装置

测定熔点的仪器装置主要有提勒(Thiele)管和双浴式两种,最常用的是提勒管,又称 b 形管②,装置如图 4-1(a)和 4-1(b)所示。

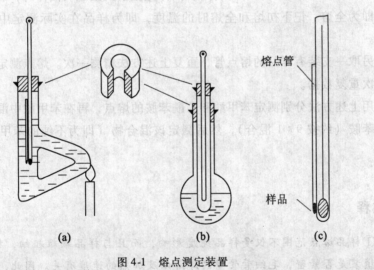

图 4-1 熔点测定装置

将提勒管夹在铁架台上,倒入液体石蜡作为导热液(浴液)③,液体石蜡液面与上侧管口相平或高出上侧管 0.5 cm 左右。提勒管口配一缺口单孔软木塞,用于固定温度计。把装好样品的熔点管用橡皮圈固定在温度计旁,使样品的部分位于温度计水银球的中部,如图 4-1(c)所示。将温度计小心地插入浴液中,并使温度计的水银球位于提勒管上下两支管口的正中间。橡皮圈应置于热浴液之上,同时要使熔点管口至少高出液面 3~4 mm,以免浴液受热膨胀而浸没熔点管口,从而影响测定。如果没有提勒管,可用长颈圆底烧瓶和试管,其装置如图 4-1(b)所示。在圆底烧瓶中装入 2/3 体积的导热液,试管内也放入适量导热液,插入温度计后,其液面高度与烧瓶相同。

4. 熔点的测定

首先进行粗测。用酒精灯在提勒管的弯曲管的底部(图4-1(a))缓缓加热,升温可较快,每分钟升温5℃左右,观察样品熔化的温度,这样得出一个不十分准确的熔点,供测定精确熔点参考。然后进行精测。待液体石蜡温度下降约30℃后,换上一支装有样品的熔点管(已用过的熔点管不能再用④)。开始时升温可较快(开始时每分钟5℃左右),待温度达到比所粗测的熔点低约10℃时,调节火焰,使温度每分钟上升2~3℃,越接近粗测熔点升温速度应越缓慢,控制每分钟上升约1℃。升温速度是准确测定熔点的关键⑤。小心加热,仔细观察熔点管中被测样品的变化。当熔点管中样品开始出现微小液滴时,表明样品开始熔化,即为初熔;固体完全消失呈透明液体时,表明熔化完毕,即为全熔。记下初熔和全熔时的温度,即为样品在实际测定中的熔点范围⑥。

另取一支装有样品的熔点管,重复上述方法精测一次。熔点测定,至少要有两次重复数据。

用上述方法分别测定苯甲酸和乙酰苯胺的熔点,再在苯甲酸中混入少量的乙酰苯胺(约按9:1混合),然后测定该混合物(即为不纯的苯甲酸)的熔点。

◎ 注释

①样品熔点范围不仅受样品纯度影响,而且与样品颗粒粗细,样品数量,样品填装是否紧密,毛细管管壁的厚薄以及加热的速度有关。因此,样品必须事先干燥、研细成粉,要紧密结实地填装在熔点管底部,并使样品有适当的高度,这样才能使传热迅速而均匀,测定结果比较理想。

②提勒管测定熔点的优点是仪器简单,方法简便,管内的导热液受热沿管做上升运动,从而促使整个提勒管内液体呈对流循环,不需人工搅拌。升温快,冷却也快,因而节省时间。缺点是提勒管内温度分布不十分均匀,测得的熔点不很准确,通常略高于真实的熔点。

③热浴所用的导热液,根据实验需要选择。通常有液体石蜡(分解点是220℃)和浓硫酸等。前者一般测170℃以下物质的熔点。后者一般在220℃以下使用,温度升高时,浓硫酸分解放出三氧化硫和水。如果熔点在220℃以上

者，可用硫酸和硫酸钾混合物作导热液。硫酸：硫酸钾=7∶3（重量比）可加热到320℃，若以3∶2，则可加热到365℃。但这种混合物不适用于测定低熔点的化合物的熔点，因为在冷却时它已成为半固体或固体状态。

使用浓硫酸作浴液，应注意热的浓硫酸具有极强的腐蚀性，要特别小心，防止灼伤皮肤，还要注意勿使样品等有机物掉入硫酸中，否则硫酸会变成棕色，妨碍观察。在这种情况下，可酌加一些硝酸钾晶体，以除去有机物质。

除硫酸外，还可用磷酸，可加热到300℃，硅油是有机硅化合物的聚合体，凝固点低，沸点高，使用温度可达350℃，但目前价格较贵。

④每一次测定都必须用新的熔点管另装样品，不能将已测过熔点的熔点管冷却，待其中样品固化后再作第二次测定。因为某些物质会发生部分分解，有些会转变成具有不同熔点的其他晶型。

⑤熔点管的样品装好后，测得的熔点是否精确与加热速度密切相关。加热速度要慢，一方面有充分的时间让热由毛细管外传到管内，以使固体熔化，并使温度计准确指示毛细管中样品达到的温度；另一方面观察者不能同时观察温度计所示度数和所测样品的熔化情况。只有缓慢加热，才能使此项误差减小。通常熔点误差过大，多数是由于加热太快造成的。加热速度可利用酒精灯位置的高低和火焰的大小来调节。

⑥温度计的校正。上述方法测定熔点时，熔点的读数与实际熔点之间常有一定差距，温度计的影响是一个重要因素。温度计的刻度计分有全浸式和半浸式两种，全浸式温度计的刻度是在温度计的汞线全部均匀受热的情况下刻出来的，而在测熔点时仅有部分汞线受热，因而露出来的汞线温度当然较全部受热者为低。另外，普通温度计常因毛细管孔径不均匀或刻度不精确，加上长期使用的温度计，玻璃也可能发生形变使刻度不准。因此，必须对温度计进行校正。

校正温度计的刻度，常用的有下列两种方法：

（1）比较法。选用一支标准温度计与之比较。将两支温度计的水银球处于热浴液的同一水平位置，控制温度上升速度为 $1\sim2℃/min$，每隔5℃便迅速而准确地记下两支温度计的读数，并计算出 Δt。Δt = 被校正温度计的温度 (t_2) - 标准温度计温度 (t_1)，然后用 t_2 对 Δt 作图，从图中便可得出被校正温度计的温度误差值。

（2）定点法。用纯有机化合物的熔点作温度计刻度校正标准。校正时以选择的数种纯有机物的准确熔点为 t_1，以测定时观察到的熔点为 t_2，以 t_2 为纵坐标，以 Δt（$\Delta t = t_2 - t_1$）为横坐标作图，从图中求得校正后的温度误差值。

◎ 思考题

1. 何谓熔点？熔点的测定有何意义？

2. 测定熔点时，如遇下列情况，将会产生什么结果？①熔点管不洁净。②熔点管底部未封闭好。③样品研得不细或装填得不紧密。

3. 为什么升温速度是准确测定熔点的关键？

4. 分别测得甲、乙、丙三样品的熔程为 119～120℃，甲与乙的等量混合物熔程为 99～110℃，而甲与丙的等量混合物熔程为 119～120℃，试问等量的乙与丙的混合物会在多高的温度范围熔化？这说明什么？

实验 13 沸点的测定——微量法

一、实验目的

(1) 了解测定沸点的原理和意义。
(2) 掌握测定沸点的方法。

二、实验原理

液体的沸点与外界压力有关,通常所说液体的沸点,是指在 101.325 kPa 压强即一个大气压下液体沸腾时的温度。在一个大气压下,纯的液体有机化合物具有一定的沸点,在蒸馏过程中,沸点变动范围(沸程)很小,在 0.5 ~ 1℃间。若是不纯的物质,蒸馏过程中沸点变动大①。因此,通过沸点的测定,可以鉴定液态有机物以及定性地检验其纯度。但必须指出,具有固定沸点的液体不一定都是纯净的化合物,如普通酒精是 95.6% 乙醇和 4.4% 水组成的二元共沸混合物,沸点为 78.2℃,共沸混合物在气相中的组成与液相中的相同。

三、仪器与药品

仪器:温度计(150℃),提勒管,小玻璃管(内径 4 ~ 5 mm,长 6 ~ 8 cm),毛细管(内径 1mm,长 8 ~ 10 cm),铁架台,铁夹。
药品:液体石蜡,95% 乙醇。

四、实验步骤

沸点的测定,有常量法和微量法两种。液体不纯时沸程变长,因此,不管用哪种方法来测定沸点,在测定之前必须设法对液体进行提纯。常量法样品用量大,需 10 mL 以上。若样品量少,宜用微量法测定沸点,可以得到较满意的结果。本实验采用微量法。

1. 仪器装置

微量法沸点测定装置无论是主要仪器的装配还是导热液的选择都与熔点测定装置相同。所不同的是熔点管换成了沸点管,沸点管由内外两管组成。外管是一支一端封闭的内径为 4~5 mm,长 6~8 cm 的小玻管;内管是一端封闭的内径约 1mm,长 8~10 mm 的毛细管。注入约 2 滴样品液于沸点管的外管中,把内管开口的一端向下插入外管中,这样组成沸点管。将沸点管用橡皮圈固定在温度计上,并使样品液部分处于温度计的水银球旁,见图 4-2。将沸点管和温度计浸入提勒管的浴液中,其位置与测定熔点的装置相同。

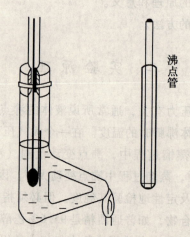

图 4-2 微量法测定沸点装置图

2. 测定方法

将浴液慢慢加热,使温度均匀上升,由于气体膨胀,内管中有断断续续的小气泡冒出。在到达样品的沸点时,将有一连串的小气泡快速逸出,此时应停止加热,使浴温自行下降,气泡逸出的速度将渐渐减慢。仔细观察,在气泡不再冒出而液体刚要进入内管时(即最后一个气泡刚欲缩回至内管时)的一瞬间,立即记下此时的温度。这一瞬间毛细管内液体的蒸气压与外界压力相等,此时的温度即为该液体的沸点。一次测定后,取出内管,轻轻挥动以除去管端液体,然后再插入外管中,重复上述操作,要求两次测得的沸点误差不超过 1℃。

◎ 注释

①杂质对沸点的影响和杂质的性质有关。假如杂质是不挥发的，则溶液的沸点比纯物质的沸点略有提高（但在蒸馏时，实际上测定的并不是溶液的沸点，而是逸出蒸气与其冷凝液平衡时的温度，即是馏出液的沸点而不是瓶中蒸馏液的沸点）。若杂质是挥发性的，则蒸馏时液体的沸点会逐渐上升；或者由于两种或多种物质组成了共沸点混合物，在蒸馏过程中温度可保持不变，停留在某一范围内。

◎ 思考题

1. 液体有机化合物的沸点与外界压力有何关系？
2. 微量法测定沸点，为什么把最后一个气泡刚欲缩回至内管（即液体样品刚要开始进入内管）时的温度作为样品的沸点？

实验 14　折光率的测定

一、目 的 要 求

（1）了解测定折光率的基本原理和意义。
（2）熟悉阿贝折光仪的使用方法。

二、基 本 原 理

折光率是物质的特性常数，固体、液体、气体都有折光率。对于液体有机化合物，折光率是重要的物理常数之一。折光率也常作为检验原料、溶剂、中间体、最终产物纯度和鉴定未知物的依据。物质的折光率随入射光线波长、测定温度、被测定物质结构、压力等因素而变化，所以折光率的表示须注明光线波长 D，测定温度 t，常表示为 n_D^t，D 表示钠光的 D 线波长（589 nm）。

光在不同介质中的传播速度不同。所以光线从一种介质进入另一种介质，当它的传播方向与两介质的界面不垂直时，则在界面处的传播方向发生改变。这种现象称为光的折射现象。如图 4-3 所示。在确定外界条件（温度、压力）下，光线在空气中的速度（v_1）与它在液体中速度（v_2）之比为该液体的折光率 n。

$$n = \frac{v_1}{v_2}$$

根据折射定律，光线自介质 A 进入介质 B，入射角 α 与折射角 β 的正弦之比和两种介质的折光率成反比：

$$\frac{\sin\alpha}{\sin\beta} = \frac{n_B}{n_A}$$

如果介质 A 为光疏介质，B 为光密介质，即 $n_A < n_B$，则折射角 β 必小于入射角 α。当入射角为 90° 时，$\sin\alpha = 1$，这时折射角达到最大值，称为临界角，用 β_0 表

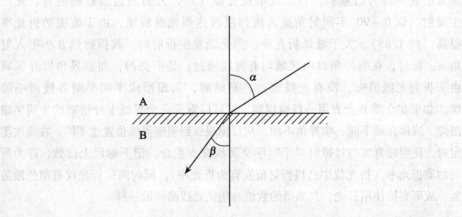

图 4-3 光的折射现象

示。通常测定折光率都是采用空气作为近似真空标准,即 $n_A=1$,上式成为

$$n=\frac{1}{\sin\beta_0}$$

可见测定临界角 β_0,就可以得到折光率。这就是通常所用阿贝折光仪的基本光学原理。如图 4-4 所示。

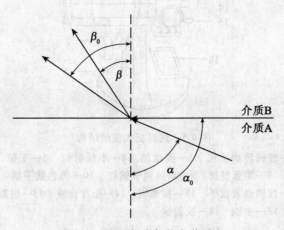

图 4-4 阿贝折光仪的光学原理

阿贝折光仪的结构见图 4-5,其主要部分由两块直角棱镜组成,上面一块是光滑的,下面的表面是磨砂的,两棱镜平面叠合时,被放入两平面之间的待

测液形成一均匀的液膜,当光线由反光镜(18)入射透过磨砂棱镜时,先产生漫射,以 0~90°不同射角进入液体层再达到光滑棱镜,由于棱镜的折光率很高(约1.85),大于液体折光率,当光线发生折射时,其折射角 β 小于入射角 α,此时,在临界角以内区域均有光线通过,是明亮的,而临界角以外区域由于折射光线消失,没有光线通过,是暗的,从而形成半明半暗界线清晰的像。如果在介质 B 上方用一目镜观察,就可以看见一个界线十分清晰的半明半暗图像。液体介质不同,临界角不同,从目镜观察到明暗界线位置也不同。在每次测定时,使明暗界线与目镜的"十"字交叉线交点重合,记下标尺上读数,即为所测物质折光率(折光仪中已将折射角换算为折光率)。同时阿贝折光仪有消色散装置,故可直接使用日光,其测得的数值与用钠光线测得的一样。

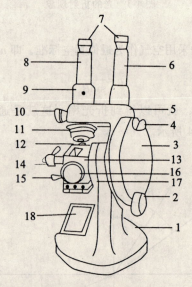

图 4-5 阿贝折光仪的结构

1—底座 2—棱镜转动手轮 3—圆盘组 4—小反射镜 5—支架 6—读数镜筒 7—目镜 8—望远镜筒 9—示值调节螺钉 10—消色散手柄 11—色散值刻度圈 12—棱镜锁紧扳手 13—棱镜组 14—温度计座 15—恒温器接头 16—保护罩 17—主轴 18—反射镜

三、仪器与药品

仪器:阿贝折光(射)仪。

药品：蒸馏水，丙酮或95%乙醇，乙酰乙酸乙酯，松节油。

四、实验操作方法

将折光仪恒温器接头（15）接超级恒温槽①，装好温度计，通入恒温水，使恒温于20.0±0.2℃，打开棱镜，在镜面上滴1～2滴丙酮，合上棱镜，使镜面全部被丙酮润湿，再打开棱镜，用镜头纸擦干丙酮，然后用蒸馏水或已知折光率的标准光玻璃块校正标尺刻度。用蒸馏水为标准样时，可把水滴在棱镜毛玻璃上，合上两棱镜，旋转棱镜刻度尺读数与水的折光率一致，用图4-5中的（9）调节使明暗与"十"字交叉点相合，即完成校正②。

测定操作：

（1）测定时，将待测液体滴在洗净并擦干了的磨砂棱镜面上，旋转棱镜锁紧扳手（12），使液体均匀无气泡充满视场，如样品易挥发，可用滴管从棱镜小槽滴入。

（2）调节两反射镜（4）、（18），使两镜筒视场明亮。

（3）转动棱镜，在目镜中观察到半明半暗现象，因光源为白光，故在界线处呈现彩色，此时可调节（10）使明暗清晰，然后再调节（6）使明暗界线正好与目镜中"十"字线交点重合（见图4-6）。从标尺上直接读取 n_D，读数可至小数点后第四位。最小刻度是0.0001，可估计到0.0001。数据的可重复性为±0.0001。

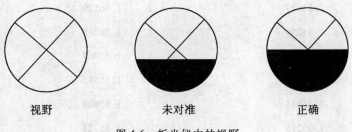

图4-6 折光仪中的视野

（4）测量糖溶液内含糖浓度时，操作同上。含糖量浓度百分数可从读数镜视场左边所示值读出。

（5）若需测量不同温度的折光率，可将超级恒温槽温度调节到所需测量的温度，待恒温后即可进行测量。

(6) 使用完毕，打开棱镜组（13），用丙酮洗净镜面，干燥，并用镜头纸擦净，妥善复原。

使用阿贝折光仪，最重要的是保护一对棱镜，不能用滴管或其他硬物碰及镜面，严禁测定腐蚀性液体、强酸、强碱、氟化物等。当液体折光率不在 1.3000～1.7000 范围内，则不能用阿贝折光仪测定。

◎ 注释

① 若需测量不同温度时的折光率，可将恒温水槽温度调节到所需测量温度，通入恒温水要约 20 min 温度才能恒定，若实验时间有限，不附恒温槽，该步骤可以省略。一般温度变化 1℃，液体有机化合物的折光率变化 4×10^{-4}，可用公式 $n_D^{20}=n_D^t+(4\times10^{-4})(t-20)$ 计算，得到校正到 20℃ 的折光率。n_D^t 是在温度 t 时实验测得的折光率。

② 阿贝折光仪的校正，可用仪器附带的已知折光率的校正玻璃片，用溴代萘贴上进行校正。一般情况下，可参照纯水（或乙醇）在不同温度下的标准折光率数据对仪器进行校正（见表 4-1）。

表 4-1　　　　不同温度下纯水与乙醇的折光率

温度℃	水的折光率 n_D^t	乙醇（99.8%）的折光率 n_D^t
14	1.33348	
16	1.33333	1.36210
18	1.33317	1.36129
20	1.33299	1.36048
22	1.33281	1.35967
24	1.33262	1.35885
26	1.33241	1.35803
28	1.33219	1.35721
30	1.33192	1.35639
32	1.33164	1.35557
34	1.33136	1.35474

◎思考题

1. 测定有机化合物折光率有什么意义？
2. 使用阿贝折光仪时，需注意什么问题？
3. 用阿贝折光仪只能测定折光率在什么范围内的化合物？

实验 15　旋光度的测定

一、实验目的

（1）了解旋光仪的构造，掌握旋光仪的工作原理及操作方法。
（2）了解测定光学活性物质旋光度的意义。

二、实验原理

手性化合物能使平面偏振光振动面旋转的性质称为旋光性。使偏振光的振动面沿逆时针方向旋转，称为左旋物质；使偏振光的振动面沿顺时针方向旋转，称为右旋物质。

物质旋光度的大小除取决于物质本身的特性外，还与溶液的浓度、样品管的长度、测定时的温度、所用光源的波长以及溶剂的性质等因素有关。通过测定旋光度可以鉴定光学活性物质的纯度及含量，它们的关系如下：

$$\alpha = [\alpha]_\lambda^t \times c \times L$$

式中：t 为测定时的温度；λ 为所用光源的波长（常用钠光，波长 589 nm，标记为 D）；c 为被测溶液的浓度，$g \cdot mL^{-1}$；L 为样品管的长度，dm；$[\alpha]_\lambda^t$ 表示旋光性物质在 t℃，光源波长为 λ 时的比旋光度。

测定旋光度的仪器称为旋光仪。其基本结构和光路示意图如图 4-7 和图 4-8 所示。光线从光源经过起偏镜，起偏镜是一个固定不动的 Nicol 棱镜，它使钠光源发出的光变成平面偏振光，再经过盛有旋光性物质的旋光管，因物质的旋光性使偏振光振动的方向发生改变，必须将检偏镜旋转一定角度后才能通过，这个角度称为该物质的旋光度。旋光度的大小由装在检偏镜上的标尺盘指示。

在测量中，由于人的眼睛对寻找最亮点和最暗点并不敏感，故在起偏镜后

第四部分 有机化合物的物理常数测定和性质

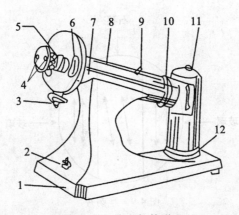

图 4-7 旋光仪外形

1—底座 2—电源开关 3—度盘转动手轮 4—读数放大镜 5—视度调节螺旋 6—度盘游标 7—镜筒 8—镜筒盖 9—镜盖手柄 10—镜盖连接圈 11—灯罩 12—灯座

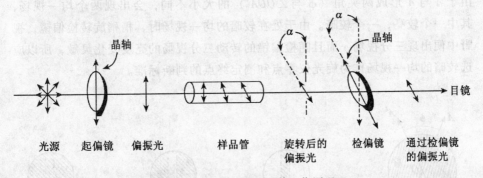

图 4-8 旋光仪的构造及其工作原理

面加上一块半荫片以提高测量的灵敏度。半荫片由中间为石英镜面和两边为玻璃镜面组成（见图4-9），当偏振光通过半荫片时，中间的石英（具有旋光性）镜面将偏振光旋转了一个角度，通过两边的玻璃镜面的偏振光仍保持原来的角度，这两部分偏振光到达检偏镜时，通过目镜观察光波振动方向如图4-10所示。

A-A 表示光经过玻璃镜面后的偏振方向，$A'A'$ 表示通过石英镜面旋转一个角度后的振动方向。ϕ 为小半暗角，Q 为大半暗角。检偏镜的晶轴与经过玻璃镜面后的偏振方向平行时，视野中出现两边亮，中间暗，如图4-10（a）所示；当检偏镜的晶轴平行于通过石英镜面光的振动方向时，视野中出现两边

93

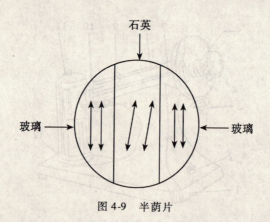

图 4-9 半荫片

暗,中间亮,如图 4-10(b)所示;当检偏镜的晶轴位于大半暗角 Q(或小半暗角 ϕ)的 1/2 时,视野的亮度相同,称为均一视场,如图 4-10(c)所示。由于 A 与 A' 形成两夹角(ϕ 与 $\angle QOA'$)的大小不同,会出现两个均一视场,其中一个较亮,一个较暗。由于处在较暗的均一视场时,稍稍旋转检偏镜,视野中便出现三分视场,而且随检偏镜的转动三分视场的亮度变化灵敏,所以应选较暗的均一视场作为旋光仪零点和测定终点的判断标准。

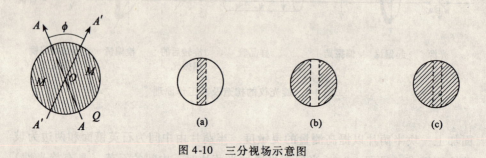

图 4-10 三分视场示意图

读数方法:刻度盘分两个半圆分别标出 0~180°,并有固定的游标分为 20 等分,等于刻度盘 19 等分。读数时先看游标的 0 落在刻度盘上的位置,记下整数值,再利用游标尺与主盘上刻度画线重合的办法,读出游标尺上的数值为小数,可以读到两位小数。为了消除刻度盘偏心差,可采用双游标读数法,并按下列公式求得结果:

$$Q = \frac{1}{2}(A+B)$$

式中：A 和 B 分别为两游标窗读数值。

如果 $A=B$，而且刻度盘转到任意位置都符合等式，说明仪器没有偏心差。读数示意图见图 4-11（$\alpha = +9.30°$）。

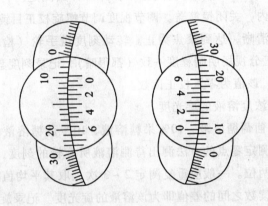

图 4-11　读数示意图

三、仪器与药品

仪器：WXG-4 型旋光仪①，电子天平，3 个 100 mL 容量瓶，长度为 1 dm 或者 2 dm 旋光管 3 根，烧杯，玻璃棒等。

药品：葡萄糖（A.R.），果糖（A.R.），蔗糖（A.R.），蒸馏水，浓 H_2SO_4。

四、实验方法

1. 10% 葡萄糖溶液、10% 果糖溶液、10% 蔗糖溶液的配制

在电子天平准确分别称取 10 g 葡萄糖、果糖、蔗糖，先用蒸馏水溶解，然后用 100 mL 容量瓶定容（溶液必须透明，否则需用滤纸过滤）。另配一未知浓度葡萄糖或果糖溶液（由实验室提供）。

2. 装待测液

选取适当的测定管,洗净后用少量待测液润洗 2~3 次,然后注入待测液,使液面在管口成一凸面,将玻璃盖沿管口边缘平推盖好,勿使管内留有气泡②,装入橡皮圈,旋好螺帽至不漏水,螺帽不宜过紧,过紧使玻盖引起应力,影响读数。将测定管擦净,备用。

3. 零点的校正

接通电源,5 min 后钠光灯发光正常,即可开始测定。将装有蒸馏水的测定管放入旋光仪内,关闭镜筒盖。调节视度调节螺旋校正目镜的焦距,直到三分视场界线变得清晰,达到聚焦为止。转动刻度盘手轮(检偏镜随刻度盘一起转动),直到三分视场明暗程度一致(都很暗),记录刻度盘读数,重复 2~3 次,取平均值,该值为零点校正读数。

4. 测定已知浓度溶液的旋光度

将装有 10% 葡萄糖溶液、10% 果糖溶液、10% 蔗糖溶液的测定管,分别放入旋光仪中按测定零点的方法测出待测溶液所旋转的刻度,记录此刻度数,准确至小数点后两位。一般应重复测定 2~3 次,取其平均值为测定结果,此读数与零点校正读数之间的差值即为该溶液的旋光度。记录旋光度应注明右旋(+)或左旋(−)。根据公式计算其比旋光度。

5. 测定待测溶液的旋光度

将装有未知浓度的葡萄糖、或果糖、或蔗糖溶液等测定管,放入旋光仪中按测定零点的方法测定待测溶液的旋光度。利用公式求出它们的浓度。

6. 测定蔗糖溶液和水解后蔗糖溶液的旋光度

按上述方法测定 10% 蔗糖溶液的旋光度,计算其比旋光度。

取约 30 mL 10% 蔗糖溶液置于一小烧杯中,然后加入 1 mL 浓 H_2SO_4,在沸水浴中加热 15~20 min,冷至室温,根据需要选择长度适宜的样品管,按上述方法测定其旋光度,计算比旋光度,将计算结果与 10% 蔗糖溶液比较。

◎ 注释

① 旋光仪是比较精密的光学仪器,使用时,仪器金属部分切忌沾污酸碱,以免腐蚀。光学镜片应用擦镜纸擦拭。

② 溶液或蒸馏水装入旋光测定管时,必须注意管内不得有气泡存在,若气泡较大时应重新装满盖好,若有少许气泡可将其驱至旋光管的突出处。旋光测定管应擦拭干净再放入旋光仪内。

◎思考题

1. 测定旋光性化合物的旋光度有何意义？
2. 旋光度与质量旋光本领 $[\alpha]_\lambda^t$ 有何不同？
3. 使用旋光仪应注意哪些问题？

4.2 有机化合物性质实验

有机化合物经分离提纯和物理常数测定确认是纯物质后,再通过对有机化合物的性质实验,可推测化合物有何种官能团,推断该化合物是何类化合物。

实验 16 糖类的性质

一、目的要求

熟悉糖类的主要化学性质。

二、基本原理

糖类化合物是指多羟基醛、多羟基酮和它们的脱水缩合物,通常分为单糖、低聚糖和多糖三类。

糖类化合物比较普遍的定性试验是 Molisch 反应,即在浓硫酸存在下,糖与 α-萘酚作用生成紫色环。常用 Seliwanoff 反应区别酮糖和醛糖,在与间苯二酚的盐酸溶液作用时,酮糖比醛糖反应快。例如,果糖 2 min 内生成鲜红色产物,醛糖及多糖需较长的时间才能产生鲜红色产物。

糖类物质又分为还原糖和非还原糖。前者含有半缩醛(酮)的结构,能使 Benedict 试剂、Fehling 试剂和 Tollens 试剂还原。不含有半缩醛(酮)结构的糖不具有还原性,为非还原糖,不能与 Benedict 试剂、Fehling 试剂和 Tollens 试剂作用。

蔗糖是非还原糖,但经水解后生成等分子的葡萄糖和果糖的混合物,称为转化糖。转化糖有还原性,能与 Benedict 试剂作用。

还原糖与过量的苯肼作用生成糖脎。糖脎有良好的结晶和一定的熔点,根据糖脎的晶形和熔点可以鉴别不同的糖。即使不同的糖能产生同一糖脎,也可利用反应速度不同,析出糖脎的时间不同加以区别。例如,果糖 2 min 左右成脎,而葡萄糖则要过 5 min 后才能成脎。非还原性糖无此反应。

淀粉是由很多葡萄糖以 α-1,4-苷键连接而成的多糖。淀粉无还原性,在酸作用下水解生成葡萄糖,淀粉与碘生成蓝色配合物。

三、仪器与药品

仪器:常备仪器,显微镜,载玻片。

药品:2%葡萄糖,2%果糖,2%蔗糖,2%乳糖,2%淀粉,2%丙酮,Benedict 试剂,Molisch 试剂,Seliwanoff 试剂,盐酸苯肼-醋酸钠,1%碘液,浓 H_2SO_4,3mol·$L^{-1}H_2SO_4$,10%Na_2CO_3,红石蕊试纸。

四、实验步骤

1. Molisch 试验①

取五支试管,分别加入 1 mL 2%葡萄糖、2%果糖、2%蔗糖、2%淀粉溶液、2%丙酮水溶液,再向各试管中加入 2~4 滴新配制的 Molisch 试剂(10% α-萘酚的乙醇溶液),混合均匀后,将试管倾斜 45°,沿管壁慢慢加入 1mL 浓硫酸,勿摇动。硫酸在下层,样品在上层,注意观察两层交界处,如出现紫色环,表示溶液含有糖类化合物。若数分钟后无颜色,可在水浴中温热后再观察。

2. Seliwanoff 试验

在 2 支试管中分别加入 10 滴 Seliwanoff 试剂(间苯二酚的盐酸溶液),再各加 2 滴 2%葡萄糖、2%果糖,混合均匀后,将两支试管同时放入沸水浴中加热 2 min,观察各试管中红色出现的时间顺序。

3. 糖的还原性

在 4 支试管中分别加入 Benedict 试剂②10 滴,再分别加入 5 滴 2%葡萄糖、2%果糖、2%蔗糖,混合均匀,在沸水浴中加热 2~3 min,待溶液自行冷却(缓慢冷却生成的氧化亚铜颗粒较粗)后观察结果。

4. 糖脎的生成

在 2 支试管中分别加入 1mL 2%葡萄糖、2%乳糖,再各加入新配制的盐酸苯肼-醋酸钠③0.5 mL，摇匀后，取少量棉花塞住试管口④，同时放入沸水浴中加热30 min，取出，让它自行冷却。此时即有黄色结晶析出⑤，取少许结晶放在载玻片上，在显微镜下观察糖脎的结晶形状。

5. 蔗糖的水解

在2支试管中，各加入1 mL 2%蔗糖溶液，然后于其中一试管加入2滴 3 mol·L^{-1} H$_2$SO$_4$，将此试管在沸水浴中加热5~10 min，放冷后，加入10% Na$_2$CO$_3$溶液至呈碱性（用石蕊试纸检查）。将2支试管各加入10滴Benedict试剂，并在沸水浴中加热3~4 min，观察2支试管中变化有什么不同。

6. 淀粉水解试验

在试管中加入2 mL 2%淀粉溶液，再加5滴3 mol·L^{-1} H$_2$SO$_4$，于沸水浴中加热10 min，冷却后反应液用Na$_2$CO$_3$溶液中和至碱性（用石蕊试纸检查）。取5滴反应液于一试管中，加10滴Benedict试剂，将该试管放在沸水浴中加热2~3 min，观察结果。

7. 淀粉与碘的反应

取5滴2%淀粉溶液于试管中，加1 mL水稀释，然后加入1滴1%碘液，摇匀，观察有何颜色产生。将溶液加热，有何现象，放冷后，又有什么变化？

◎注释

①该试验是鉴别糖类化合物最常使用的颜色反应，但氨基糖不发生此反应。此外，丙酮、甲酸、乳酸、草酸、葡萄糖醛酸、各种糠醛衍生物及甘油醛等均产生近似的颜色反应，故发生此反应可能有糖存在，但仍需进一步作其他实验才能确证。

②在临床上检验尿糖时常用Benedict试剂。因尿中含有还原性的尿酸等成分，但它们对Benedict试剂的干扰程度不如Fehling试剂大，而且Fehling试剂中含有NaOH，在加热的情况下容易破坏溶液中还原糖的结构。Benedict试剂中因用Na$_2$CO$_3$代替NaOH，所以无此缺点。

③苯肼盐与醋酸钠作用生成苯肼醋酸盐，弱酸弱碱所生成的盐在水中容易水解生成苯肼。醋酸钠在此起缓冲作用，可调节pH值在4~6的范围内，对于糖脎的生成最为有利。苯肼毒性较大，操作时应小心，防止试剂溢出或沾到皮肤上。如不慎触及皮肤，应先用稀醋酸洗，继之以水洗。

④苯肼蒸气有毒，用棉花塞住试管口以减少苯肼蒸气的逸出。

⑤如果在煮沸过程中溶液浓缩，则溶液呈现淡红而无结晶生成，待用水稀

释后才生成结晶。

◎思考题

1. 何谓还原糖和非还原糖？它们在结构上有何特征？指出实验中的还原糖和非还原糖。

2. 在糖类的还原性实验中，若将蔗糖与 Benedict 试剂长时间加热时，有时也能得到正性结果。怎样解释这一现象呢？

3. 在浓 H_2SO_4 存在下与 Molisch 试剂作用生成紫色环的化合物是否一定是糖？

实验 17　氨基酸和蛋白质的性质

一、实验目的

熟悉氨基酸和蛋白质的主要化学性质。

二、基本原理

α-氨基酸是组成蛋白质的基本单位，与茚三酮反应生成蓝紫色（脯氨酸和羟脯氨酸例外）可作为氨基酸定性与定量的依据。

蛋白质是由 20 多种 α-氨基酸以肽键连接而成的生物高分子化合物，结构相当复杂。常用缩二脲和茚三酮等显色反应作为蛋白质的定性与定量反应。蛋白质分子具有游离的氨基和羧基，故为两性物质，能产生两性电离，存在等电点。处于等电状态的蛋白质溶解度最小，易析出沉淀。在蛋白质溶液中加入电解质到一定浓度时，由于蛋白质的溶剂化作用被破坏，因而产生盐析，蛋白质从溶液中沉淀出来。

在某些物理因素或化学试剂的作用下，蛋白质分子结构中的副键被破坏，从而使其空间结构也遭到不同程度的破坏，导致其理化性质和生物活性也随之改变，这种现象称为蛋白质的变性。变性的结果是蛋白质的溶解度降低，容易沉淀和凝固。因此，常利用这些物理、化学因素来分离、提纯蛋白质。蛋白质的变性作用在临床上已有许多实际的应用，例如，加热、加压、紫外线消毒就是利用蛋白质的变性作用而使细菌失活。血滤液的制备就是用钨酸或三氯醋酸使血液中的蛋白质变性沉淀，过滤后才能从血滤液中测定各种非蛋白成分。

三、仪器与药品

仪器：试管，常备仪器。

药品：0.2% 亮氨酸，蛋白质溶液，0.2% 茚三酮，0.1 mol·L^{-1} HCl，0.1 mol·L^{-1} NaOH，10% NaOH，1% $CuSO_4$，$(NH_4)_2SO_4$（固体），浓 HCl。

四、实验步骤

1. 茚三酮反应[①]

于 2 支试管中分别加入 5 滴 0.2% 亮氨酸溶液和 15 滴蛋白质溶液，再各加入 0.2% 茚三酮溶液 5 滴，摇匀，在沸水浴中加热 10~15 min，取出放冷观察颜色。

2. 蛋白质的两性反应

在一试管中加入 2 mL 蛋白质溶液，逐滴加入 0.1 mol·L^{-1} HCl，每加 1 滴轻轻摇动试管，观察有无沉淀发生。当沉淀出现后，继续滴加 0.1 mol·L^{-1} HCl，观察有何现象发生。改用 NaOH，逐滴加入 0.1 mol·L^{-1} NaOH 溶液，观察有无沉淀出现，继续滴加 0.1 mol·L^{-1} NaOH，观察有何现象发生。

3. 缩二脲反应[②]

在一试管中加入蛋白质溶液 5 滴、10% NaOH 2 滴和 1% $CuSO_4$ 2 滴，摇匀，观察颜色的变化。

4. 蛋白质的盐析

取一支试管，加入 5 滴蛋白质溶液，然后加入固体 $(NH_4)_2SO_4$，边加边小心搅拌，当加到一定浓度时，观察有何现象产生？用大量水稀释后，又有何现象发生？

5. 蛋白质的变性

（1）在一试管中加入 5 滴浓 HCl，将试管倾斜，小心沿管壁加入 5 滴蛋白质溶液，观察在浓 HCl 与蛋白质的接触面上有何现象产生？

（2）在一试管中加入 5 滴蛋白质溶液及 2 滴 1% $CuSO_4$，观察有无沉淀产生？

◎ 注释

①氨基酸和蛋白质都可与茚三酮的水合物作用，在水溶液中加热时即产生

具有蓝紫色的化合物。此反应是所有α-氨基酸共有的反应，非常灵敏，即使α-氨基酸的水溶液稀释至1∶1500000亦能呈现颜色。

②蛋白质分子中含有许多肽键$\left(\begin{array}{c}\mathrm{O}\\\|\\-\mathrm{C}-\mathrm{NH}-\end{array}\right)$，因此可以发生缩二脲反应（蛋白质与硫酸铜生成了配合物而呈紫色）。蛋白质的水解中间产物如䏡、多肽也能起缩二脲反应。

◎ **思考题**

1. 根据实验结果，说明蛋白质溶液因加酸、碱或盐而出现沉淀生成和溶解的原因。
2. 何谓缩二脲反应？哪些物质能产生缩二脲反应？

实验 18　脂类和胆固醇的性质

一、实验目的

（1）掌握脂类和胆固醇的性质。
（2）进一步熟悉掌握酸碱中和滴定方法。

二、实验原理

脂类化合物是人类、动物和植物组织的基本组成成分和能量储存物质之一。脂类化合物是脂肪和类脂质的总称。根据其化学成分，可分为两类：①真脂（或中性脂肪），是高级脂肪酸的甘油三酯。如油和脂；②类脂质，是在化学或物理性质上类似脂肪的物质，如磷脂、糖脂、胆固醇及其酯和蜡等。磷脂是含有磷酸的脂类，包括由甘油构成的甘油磷脂和由鞘氨醇构成的鞘磷脂。糖脂是含有糖基的脂类。这三大类脂是生物膜的主要组成成分，构成疏水性的"屏障"（barrier），分隔细胞水溶性成分和细胞器，维持细胞正常结构与功能。此外，胆固醇还是脂肪酸盐和维生素 D3 以及类固醇激素合成的原料，对于调节机体脂类物质的吸收，尤其是脂溶性维生素（A，D，E，K）的吸收以及钙磷代谢等均起着重要作用。

脂肪的性质包括：①水溶性。脂肪一般不溶于水，易溶于有机溶剂如乙醚、石油醚、氯仿、二硫化碳、四氯化碳、苯等。由低级脂肪酸构成的脂肪则能在水中溶解。脂肪的比重小于 1，故浮于水面上。脂肪虽不溶于水，但经胆酸盐的作用而变成微粒，就可以和水混匀，形成乳状液，此一过程称为乳化作用。②熔点。脂肪的熔点各不相同，所有的植物油在室温下是液体，但几种热带植物油例外。例如，棕榈果、椰子和可可豆的脂肪在室温下是固体。动物性脂肪在室温下是固体，并且熔点较高。脂肪的熔点决定于脂肪酸链的长短及其双键数的多寡。脂肪酸的碳链越长,则脂肪的熔点越高。带双键的脂肪酸存在于脂肪中能显著地降低脂肪的熔点。③皂化作用。脂肪内脂肪酸和甘油结合的酯键容易被氢氧化钾或氢氧化钠水解,生成甘油和水溶性的肥皂。这种水解称为皂化作用。通过皂化作用得到的皂化值(皂化1g脂肪所需氢氧化钾毫克数),可以求出脂肪的分子量。④加氢作用。脂肪分子中如果含有不饱和脂肪酸,其所含的双键可因加氢而变为饱和脂肪酸。含双键数目愈多,则吸收氢量也愈多。植物脂肪所含的不饱和脂肪酸比动物脂肪多,在常温下是液体。植物脂肪加氢后变为比较饱和的固体,它的性质也和动物脂肪相似,人造黄油就是一种加氢的植物油。⑤加碘作用。脂肪分子中的不饱和双键可以加碘,每100g脂肪所吸收碘的克数称为碘化值。脂肪所含的不饱和脂肪酸越多,或不饱和脂肪酸所含的双键越多,碘化值越高。根据碘化值高低可以知道脂肪中脂肪酸的不饱和程度。⑥氧化和酸败作用。脂肪分子中的不饱和脂肪酸可受空气中的氧或各种细菌、霉菌所产生的脂肪酶和过氧化物酶所氧化,形成一种过氧化物,最终生成短链酸、醛和酮类化合物,这些物质能使油脂散发刺激性的臭味,这种现象称为酸败作用。长期食用变质的油脂,机体会出现中毒现象,轻则会引起恶心、呕吐、腹痛、腹泻,重则使机体内几种酶系统受到损害,或罹患肝疾。动物试验还证实,过氧化脂质具有致突变性,诱发癌瘤。

  胆固醇为白蜡状结晶片,白色光泽斜方晶体,无味,无臭,熔点为148.5℃,在高度真空下可被蒸馏,具旋光性,不溶于水、酸或碱,易溶于胆汁酸盐溶液,溶于乙醚、苯、氯仿、石油醚、丙酮、热乙醇、醋酸乙酯等溶剂及油脂中等,可与卵磷脂或胆盐在水中形成乳状物。胆固醇与脂肪混合时能吸收大量水分,如羊毛脂中含有大量的胆固醇,能吸收水分,用以制成膏,能混入水溶性药物。胆固醇不能皂化,能与脂肪酸结合成胆固醇酯,为血液中运输脂肪酸的方式之一。胆固醇可加氢、碘或溴;可被不同氧化剂氧化;胆固醇的氯仿溶液与醋酸酐和浓硫酸作用产生蓝绿色;胆固醇的醇溶液可被毛地黄皂苷醇溶液沉淀,如此可与胆固醇分开,分别进行定量分析。脑中含胆固醇很多,约占湿重的2%,几乎完全以游离的形式存在。胆汁中有不少胆固醇,由于胆盐的乳化作用,可形成乳状液。若胆汁中胆固醇过多或胆盐过少,胆固醇即可在胆道内沉淀形成胆石。胆固醇若沉淀于血管壁则易形成动脉粥样硬化。

三、仪器与药品

  仪器:电子天平,标准磨口三角烧瓶(250 mL),冷凝管,移液管(25

mL)，酸式滴定管，水浴锅。

药品：菜油，猪油，豆油，胆固醇，酒精，氯仿，乙醚，苯，汽油，三氯乙酸，乙酸酐，甘油，NaOH，HCl，浓 H_2SO_4，Na_2CO_3，NaCl，$CaCl_2$，$KHSO_4$，碘溶液（①称取 95 g 碘溶解在 500 mL 乙醇中；②称 30 g $HgCl_2$ 溶解于 500 mL 乙醇中。①与②溶液混合后，再加入 25 mL 比重为 1.19 的盐酸）。

皂化值测定：0.1M 标准 KOH 乙醇溶液，1% 酚酞乙醇溶液指示剂，0.1M HCl 标准溶液。

四、实 验 步 骤

1. 脂类的溶解

取实验用油（如猪油、豆油、菜油等）一小滴，加在 0.5 mL 实验溶剂（包括 10% NaOH 溶液、10% HCl、热酒精、冷酒精、氯仿、乙醚、苯和汽油），摇匀，观察它们的溶解性。如果不易看出是否溶解，可在滤纸片上加一滴此溶液，待溶剂蒸发干燥后，如果见有油渍残留，证明溶液中溶有油类。

2. 脂类的皂化

取固体脂肪（如猪油）一小粒投入试管中，加水 2 mL，放在蒸汽浴上加热。注意脂肪熔化而浮在水面，然后加 1 mL NaOH 醇溶液，继续加热，且时常轻微摇动。此后不久即有澄清的液体生成。取出，用力摇动片刻，注意有泡沫很多。为什么？

3. 脂类的乳化现象

取 1mL 液态脂肪（如豆油、棉籽油等），加水 3 mL，振摇片刻。再逐步加入 0.5～1.5 mL 0.5% Na_2CO_3 溶液，摇匀，观察结果。Na_2CO_3 和乳状液的稳定程度有些什么关系？

4. 脂肪的水解

在 500 mL 的烧杯中加入 175 mL 水和 6 g 猪油，加热至沸。缓慢加入10% NaOH 溶液 75 mL，且不断搅拌。煮沸 1 h，此时如果水分因蒸发减少，可加水补足。切勿煮干！待皂化完全，停火放冷。所得肥皂液可用于下列试验：

（1）在 5 mL 肥皂液中加水 5 mL，然后加 2 mL 5% $CaCl_2$ 溶液。生成的沉淀是什么？

（2）在 10 mL 肥皂液中加等量的水，然后加固体 NaCl 至饱和，生成的沉淀是什么？所生成的沉淀能再溶解在水中吗？说明结果。

（3）在剩余的热肥皂液中逐滴加入浓 HCl，且不断搅拌，直至不再继续生成沉淀为度。注意操作应该缓慢！冷却后注意上浮的沉淀。取出脂肪酸沉淀，搅碎，以水洗涤，去洗净的脂肪酸沉淀少量溶于热酒精中，过滤后放冷，任其结晶。取结晶体在显微镜下观察。写出反应方程式来。

5. 脂肪的丙烯醛试验

（1）取干燥瓷瓢 3 只，分别加入猪油（或豆油等）2~3 滴，甘油 2~3 滴。移至火焰上加热，注意发出的气味。

（2）如上操作，但在瓷瓢中再添加 $CaCl_2$ 或酸性 K_2SO_4 少许。注意丙烯醛的异臭，写出反应方程式。

用 $KHSO_4$ 作为脱水剂时，如加热过猛，$KHSO_4$ 可还原为 SO_2，其气味易误认为丙烯醛，故加热时应小心。

6. 脂肪的不饱和性的检查

溶解豆油一小滴于 2 mL 氯仿中，逐滴加入碘溶液（加入一滴后，必需待碘色退尽后再添加第二滴），并不断摇动，直至碘色不退时为止。记录所加滴数。

再以微温融化的猪油一小滴（同豆油的用量相当），同法求出所需碘液的滴数。比较两次结果。

豆油的不饱和程度要比猪油大，所需的碘量也较多。

7. 胆固醇的萨尔科夫斯基反应

加少量浓 H_2SO_4 于试管中，小心沿管壁滴加胆固醇的三氯甲烷溶液于 H_2SO_4 上。在两液分界处生成暗红色的环，液体变为带淡绿色的红色荧光。

8. 胆固醇的三氯醋酸试验

当胆固醇及其他甾醇（天然的）与过量的 90% 的三氯乙酸共热时，则溶液呈红色。饱和的甾醇（如粪甾醇）不呈此反应。

9. 胆固醇的醋酸酐试验

溶解少许胆固醇于 2 mL 三氯甲烷中（在干燥的试管中），加入 10 滴醋酸酐，2 滴浓 H_2SO_4 并摇荡。液体显蓝色。

10. 脂肪皂化值测定

（1）称样。用减量法称取两份 0.5g 的菜油（精确到 0.1mg），分别注入 150 mL 的三角烧瓶中，在瓶上注上 1 和 2 号。

（2）皂化。按下表在三角烧瓶 1，2 和 3 号中分别准确地加入 50.00 mL 0.1M KOH 乙醇溶液。没有脂肪样品的 3 号烧瓶作为空白对照。将上述三个三角瓶接上冷凝管在煮沸的水浴上回流加热半小时进行充分皂化反应。

瓶号	菜油量（g）	0.1M KOH（cm³）		0.1M HCl（cm³）	皂化值
1	0.5	50.00	在沸水浴中回流 0.5 h		
2	0.5	50.00			
3	—	50.00			

（3）滴定。皂化完毕后取下三角瓶，分别加入酚酞指示剂 2~3 滴，然后用标准 HCl 溶液滴定至指示剂褪色为止。样品所消耗的盐酸量减去空白所耗盐酸量即可计算皂化 1 g 脂肪所耗的 KOH 毫升数。

（4）结果计算。按下式计算皂化值

$$皂化值 = \frac{(a-b) \times 0.5 \times 56}{脂肪重量（g）}$$

式中，a 为空白对照消耗的 0.1M HCl 的毫升数；b 为脂肪样品所消耗的 0.1M HCl 毫升数；56 为 KOH 的分子量。

◎思考题

1. 在储存期间内油脂为什么会发生酸败？其主要原因是什么？
2. 在油脂皂化反应中，氢氧化钾（钠）和乙醇分别起着什么作用？
3. 如何通过实验判断脂肪已经发生水解？

第五部分 有机化合物的合成

随着化学科学的发展，有机化学家现在已经可以用合成的方法来取代从动物体及植物中提取和分离所需要的有机化合物（染料、药物、油脂、香料、橡胶等）。人们已经可以逐步摆脱自然界的恩赐，设计、合成所需的化合物，得到某些性能比天然化合物还优异的化合物。

本部分选编了一组基础有机合成实验，通过这些合成实验，使我们对有机合成有一些感性认识，加深对已学理论知识的理解及进一步巩固所学的基本实验操作。

实验 19 乙酰苯胺的合成（常量法和微型法）

一、实验目的

（1）学习乙酰苯胺的制备原理和实验操作。
（2）掌握重结晶、脱色等操作技术。
（3）练习微型实验操作方法。

二、实验原理

有机合成上将向有机化合物分子中引入酰基（RCO—）的反应称为酰基化反应。若酰基是乙酰基（$CH_3CO—$）则称为乙酰化反应。

苯胺与乙酰氯、乙酸酐、冰醋酸反应均可以在苯胺的 N 原子上引入乙酰基，生成乙酰苯胺。其活性次序为：乙酰氯反应最激烈，乙酸酐次之，冰醋酸最慢。实验室常采用乙酸酐来合成乙酰苯胺。使用冰醋酸需较长反应时间，但由于冰醋酸原料易得,价格便宜,故适用于规模较大的制备。

乙酰苯胺曾作为退烧止痛药,由于能引起高铁血红蛋白血症,目前已不使用。在有机合成上,因芳香伯胺的氨基较活泼,易于被氧化,为了保护氨基,常先将其进行乙酰化保护,再进行其他反应,最后水解除去乙酰基。这一方法称为氨基保护。

$$\text{C}_6\text{H}_5\text{NH}_2 + \text{CH}_3\text{COOH} \text{ or: } (\text{CH}_3\text{CO})_2\text{O} \longrightarrow \text{C}_6\text{H}_5\text{NHCOCH}_3 + \text{H}_2\text{O} \text{ or: } \text{CH}_3\text{COOH}$$

微型化学实验是美国的 Mayo 博士及同事自 1982 年开始试用的一种新型实验方法。实验的减量微缩是在化学绿色化道路上迈出的第一步,其试剂用量可以为原来常量实验的 1/10~1/100,既可满足实验所要获取化学信息的要求,又能大幅度地降低原料试剂的用量,减少了化学反应对环境的污染,这也是绿色化学的组成部分。同时对培养认真、细致操作能力和严谨的科学作风亦具有积极作用。

三、仪器与药品

仪器:常规及微型玻璃仪器,韦氏分馏柱,布氏漏斗,吸滤瓶,表面皿,熔点测定装置,移液管,电子天平。

药品:苯胺,冰醋酸,乙酸酐,冰醋酸,醋酸钠,3% 稀盐酸,活性炭,锌粉。

四、实验步骤

1. 常量法

a. 酰化

方法一:在 25 mL 干燥的烧瓶中加入 3.1 mL 新蒸馏的苯胺(3.1 g, 0.033 mol),5 mL 冰醋酸(约 5.3 g,0.088 mol)和几粒沸石,摇匀。在瓶口上安装一支短的韦氏分馏柱[1],分馏柱上直口安装温度计,斜口依次安装直形冷凝管和尾接管,用 10 mL 量筒接收。

安装完毕后，用电热套小火加热圆底烧瓶，先在微沸状态下反应 5 min，调节加热强度使气雾缓慢而平稳上升，经历 10～15 min 升至柱顶，此后维持柱顶温度在 105℃ 左右，反应 60 min，反应生成的水及过量部分的醋酸被蒸出。当柱顶温度降至 80℃ 以下，小量筒中积液 2.5～2.7 mL 时，表示反应已完成，停止加热。

将反应物趁热②倒入 50 mL 冷水的烧杯中，冷却，待结晶完全后抽滤，用冷水洗去残酸，得粗产品（约 4.2 g）。

方法二：在 100 mL 干燥的烧瓶中加入 40 mL 3% 稀盐酸，边搅拌边加入苯胺 2.5 mL（2.5 g，0.027 mol），制得苯胺盐酸盐溶液。称取 3 g 醋酸钠置于 50 mL 烧杯中，加入 15 mL 水，溶解后加到苯胺盐酸盐溶液中。量取乙酸酐 3.5 mL（3.6 g，0.035 mol），分三次加到上述溶液中，边加边搅拌，并将烧杯置于冷水中，冷却，待结晶完全后抽滤，用冷水洗去残酸，得粗产品（约 3.4 g）。

b. 分离纯化

将得到的粗产品乙酰苯胺放入烧杯中加入 80 mL 水，加热至完全溶解。如仍有未溶的油珠③，可加入少量水，全溶后补加 20% 的水，继续加热至沸腾，停止加热。稍冷后，加入半匙活性炭④，搅拌，再煮沸 3 min，趁热过滤（用保温漏斗）。冷却滤液，有白色结晶析出，抽滤，用 5 mL 蒸馏水洗涤晶体两次，抽干后再烘干。称重（约 2.4 g），测熔点。

2. 微型法

在 5 mL 的锥形瓶中加入 0.13 mL（1.4 mmol）新蒸馏的苯胺、0.19 mL（3.3 mmol）冰醋酸和 3 mg 锌粉。装上微型分馏头、温度计和回流冷凝管（见图 5-1）。小心地加热至沸腾，使反应生成的水完全蒸出⑤。当温度计读数开始下降（此时反应瓶中出现白雾）时，停止加热。

在搅拌下把反应混合物趁热慢慢倒入盛有 3 mL 水的小烧杯中，搅拌下冷却使乙酰苯胺成细粒状析出。抽滤，用 0.05 mL 水洗涤固体。粗乙酰苯胺放入盛有 4 mL 热水的小烧杯中，加热至沸腾，如有油珠，补加热水至全部溶解。冷却，乙酰苯胺晶体析出，抽滤，在表面皿上干燥后称重。

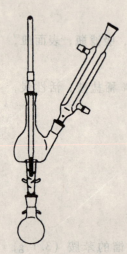

图 5-1 乙酰苯胺微型合成装置

◎ 注释

①韦氏分馏柱、分馏头是进行分馏操作的仪器。分馏是将反复多次的简单蒸馏过程在分馏柱中一次完成，达到分离混合物的目的。其原理是：在分馏柱的部分冷凝作用下，上升的蒸气不断与冷凝下降的液滴发生局部的热量传递和物质交换，每一次交换，都使蒸气中的低沸点组分得到进一步的富集。当它升至柱顶时已经经历了很多次的汽化—液化—汽化的过程，即相当于经历了许多次的简单蒸馏，从而使高沸点的组分被冷凝回流，低沸点的组分被汽化分离。现在最精密的分馏设备已能将沸点相差仅 1~2℃ 的混合物分开。本实验采用分馏的目的，是分离移出反应生成的水，而不使原料乙酸逸出。

②反应液冷却后固体黏附在仪器壁上，难以转移干净，故采用趁热过滤。

③油珠是熔融状态含水的乙酰苯胺（83℃时含水 13%），它的密度大于水。如果溶液温度在 83℃以下，溶液中未溶解的乙酰苯胺以固态存在。乙酰苯胺的溶解度为：25℃，0.563g；80℃，3.5g；100℃，5.2g。

④活性炭具有多孔蜂窝状结构，有很强的吸附能力，能吸附有色杂质。加入时一定要待溶液稍冷后，否则会引起爆沸。其用量视杂质多少而定，一般为粗产品重量的 1%~5%。

⑤微量制备生成的水很少，温度计读数很难达到 100℃，一般为 70~80℃。

◎ 思考题

1. 常用酰化剂有哪些？哪一种反应速率最快？
2. 为什么以苯胺为原料进行苯环上的一些取代反应时，要先进行乙酰化？
3. 乙酰苯胺与热的稀盐酸或稀氢氧化钠溶液反应时生成什么？
4. 重结晶时，应注意哪些因素才能得到产率高、质量好的乙酰苯胺？

实验 20 叔氯丁烷的合成

一、实验目的

(1) 了解合成叔氯丁烷的基本原理和方法。
(2) 练习分液漏斗的使用,初步掌握萃取(洗涤)、干燥和蒸馏等操作。

二、实验原理

卤代烃是重要的化工原料,也是许多有机合成的中间产物。卤代烃的合成可以通过烷烃的卤代反应,烯、炔烃的亲电加成反应,醇的亲核取代反应,芳香烃的亲电取代等来合成。

本实验是叔碳原子上亲核取代反应的典型代表之一。由于反应易于进行,仅在分液漏斗中振摇使反应物充分接触即可完成。化学反应方程式如下:

$$(CH_3)_3C—OH + HCl \longrightarrow (CH_3)_3C—Cl + H_2O$$

叔氯丁烷与叔丁醇的水溶性和沸点相差较大,据此可以分离提纯叔氯丁烷。

三、仪器与药品

仪器:分液漏斗(60 mL),圆底烧瓶(10 mL),直形冷凝管,蒸馏头,锥形瓶(25 mL),接引管,常备仪器,电加热套。

药品:叔丁醇,浓 HCl,5%碳酸氢钠溶液,无水 $CaCl_2$。

四、实验步骤

将 10 mL 浓盐酸①加入 60 mL 分液漏斗中,再将 3 g 叔丁醇 (3.8 mL, 0.04 mol)②加入其中,不盖顶塞③,轻轻旋摇 1 min,然后塞上顶部塞子,按照图 2-9 所示方法将漏斗倒置,打开活塞放气一次。关闭活塞,轻轻旋摇后再打开活塞放气。重复操作直至不再有大量气体产生时可用力摇振。摇振 4~5 min,最后放气后将漏斗放到铁圈上,取下塞子④,静置使液体分层清晰。

用一支盛有 1 mL 清水的试管接在分液漏斗下部,小心旋转活塞将 2~3 滴液体滴入试管中,振荡试管后静置,观察试管内液体是否分层,并据以判断漏斗中哪一层液体是水层,分离并弃去水层,依次用 3 mL 水、2 mL 5% 碳酸氢钠溶液⑤、3 mL 水洗涤有机层,直至使湿润的石蕊试纸呈中性。将粗产物转移到小锥形瓶中,加入 1 g 无水 $CaCl_2$⑥,塞住瓶口干燥半小时以上,待液体澄清后滤入 10 mL 蒸馏瓶中,蒸馏⑦,收集 49~52℃⑧,得量约 3 g,收率约 81.1%。

纯粹的叔氯丁烷 b. p. 51~52℃,d_4^{20} 0.8420,n_D^{20} 1.3857。

◎注释

①化学纯浓盐酸能获得良好结果。不可用工业盐酸。

②叔丁醇熔点 25℃,沸点 82.3℃,常温下为黏稠液体。为避免黏附损失,最好用称量法取料。若温度较低,叔丁醇凝固,可用温水溶化后取用。

③在反应物刚混合时,切记不可盖上塞子振摇分液漏斗,否则会因压力过大,将反应物冲出。

④分液时,特别注意漏斗内与大气相通。

⑤用碳酸氢钠溶液洗涤时会产生大量气体,应先不盖塞子旋摇至不再产生大量气体时,再盖上塞子按正常方法洗涤,仍需注意及时放气。

⑥本实验采用化学干燥法。干燥剂的种类及粒度、用量、时间和温度等都可影响干燥效果。一般来说,干燥有机液体时,以干燥剂棱角基本完好,无黏结、结团、附壁现象,同时以被干燥液体是否由浑浊变为清亮为标准,来评判干燥剂的用量和干燥时间是否合适。

⑦蒸馏所用仪器需要烘干。

⑧如果在 49℃ 以下的馏分较多,可将其重新干燥,再蒸馏。

◎思考题

1. 简述液-液萃取操作？
2. 在使用分液漏斗时，应注意哪些事项？
3. 洗涤粗产品时，如果碳酸氢钠浓度过高，洗涤时间过长有什么不好？
4. 未反应的叔丁醇如何除去？

实验 21　正溴丁烷的合成

一、实验目的

(1) 了解合成正溴丁烷的基本原理和方法。
(2) 掌握加热回流、有毒气体吸收、洗涤、干燥、蒸馏等操作。

二、实验原理

正溴丁烷可采用正丁醇与溴化氢反应合成。溴化氢是一种极易挥发的无机酸，无论是液态还是气态，其刺激性都很强。因此，本实验采用溴化钠与浓 H_2SO_4 作用生成溴化氢，并在反应装置中加入气体吸收装置，将外逸的溴化氢吸收，以免造成对环境的污染。

醇与 HBr 的反应是一个可逆反应，为使反应平衡向右移动，可以增加醇和 HBr 的浓度，也可以设法不断除去生成的卤代烃或水，或两者兼用。本实验采取了加大 NaBr 的用量和加入过量 H_2SO_4 等方法。过量的 H_2SO_4 具有催化和吸水作用，促进反应向右进行，阻止逆反应，以提高产率。

主反应：
$$NaBr + H_2SO_4 \longrightarrow HBr + NaHSO_4$$

$$n\text{-}C_4H_9OH + HBr \xrightarrow{H_2SO_4} n\text{-}C_4H_9Br + H_2O$$

副反应：
$$2n\text{-}C_4H_9OH \xrightarrow{H_2SO_4} (n\text{-}C_4H_9)_2O + H_2O$$

$$n\text{-}C_4H_9OH \xrightarrow{H_2SO_4} CH_3CH=CHCH_3 + H_2O$$

三、仪器与药品

仪器：圆底烧瓶（50 mL，10 mL），球形冷凝管，直形冷凝管，蒸馏头，分液漏斗（60 mL），锥形瓶（10 mL），接引管，常备仪器，电加热套。

药品：NaBr，浓 H_2SO_4，正丁醇，饱和 $NaHCO_3$ 溶液，无水 $CaCl_2$。

四、实 验 步 骤

在 50 mL 圆底烧瓶中加入 5 mL 水，缓缓注入 7 mL 浓硫酸，摇匀并用冷水浴冷至接近室温，加入 4.6 mL 正丁醇（3.73 g，0.05 mol）①，最后加入 6.5 g 研细的溴化钠（0.06 mol）②，投入小磁子（磁心），充分摇振后装上球形冷凝管。冷凝管上口安装气体吸收装置，如图 5-2 所示（注意漏斗口不可全部没入水中，以防倒吸）。

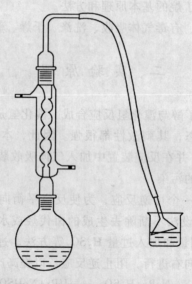

图 5-2 加热回流及气体吸收装置

开启磁力搅拌器，用电热套缓慢加热圆底烧瓶。反应混合物开始沸腾时减小加热强度，维持平稳搅拌、微沸回流 30～40 min③。关闭搅拌器和加热设备，稍冷后拆下回流冷凝管，改用蒸馏装置，重新搅拌、加热，将粗产物全部蒸出④。

将接收的馏出液移入分液漏斗中，用 5 mL 水荡洗接收瓶，洗出液也倒入分液漏斗中，摇振静置⑤，将下层粗产物分入另一个洁净、干燥的分液漏斗里，用 3 mL 浓硫酸洗涤⑥，尽可能分净酸层。剩余的粗产物再依次用 3 mL

水、3 mL饱和碳酸氢钠溶液、3mL水洗涤,最后将粗产物分入一个洁净、干燥的小锥形瓶中,加入1 g无水氯化钙,塞住瓶口干燥半小时以上。

将干燥好的粗产物通过折叠滤纸滤入10 mL圆底烧瓶中,投入几粒沸石,安装简单蒸馏装置。打开加热设备蒸馏,收集99~103℃的馏分,称重、计算收率并测定折光率。所得产品为无色透明液体,得量为3.5~4.3 g(2.7~3.4 mL),收率为51%~62%,折光率为n_D^{20}1.4396。

纯粹的正溴丁烷为无色透明液体,b. p. 101.6 ℃,n_D^{20}1.4399。

◎ 注释

①正丁醇比较黏稠,量器器壁黏附较多,最好以称量增重法取用。

②如使用带结晶水的溴化钠($NaBr \cdot 2H_2O$),可按换算量投放,并计减用水量。

③将液体加热气化,同时将蒸气冷凝液化并使之流回到原容器中重新受热气化,这样循环往复的气化—液化过程称为回流。回流是有机化学实验的基本操作之一,它为反应或过程提供必要而恒定的加热条件,同时最大限度地减少原料或溶剂因蒸发而造成的损失。

④粗产物蒸完与否,可从以下三方面判断:(1)蒸馏瓶中的油层是否已经消失;(2)馏液是否已由浑浊变为澄清;(3)用干净试管接几滴馏出液,加水摇动后观察其中有无油珠。

⑤此步粗产物应接近无色。如为红色则是由于浓硫酸的氧化作用产生了游离态的溴,可分去水层后用数毫升饱和亚硫酸氢钠溶液洗涤除去,然后进行下步操作。其反应为

$$2NaBr+3H_2SO_4(浓) \longrightarrow Br_2+SO_2+2H_2O+2NaHSO_4$$
$$Br_2+3NaSHO_3 \longrightarrow 2NaBr+NaHSO_4+2SO_2+H_2O$$

⑥用浓硫酸洗去粗产物中少量未反应的正丁醇及副产物正丁醚,否则正丁醇会与正溴丁烷形成共沸物(沸点98.6℃,含正丁醇13%),在后面的蒸馏中难以除去。

◎ 思考题

1. 正丁醇和正溴丁烷均为无色液体,但在回流过程中反应瓶中的混合物

呈橘红色，为什么？

2. 从反应混合物中分离粗产品正溴丁烷时，为什么用蒸馏的方法，而不直接采用分液漏斗分离。

3. 反应后的粗产物中杂质有哪些？后处理时，各步洗涤的目的何在？

实验22 乙酸乙酯的合成

一、实验目的

(1) 了解从有机酸合成酯的一般原理及方法。
(2) 掌握加热回流、洗涤、干燥、蒸馏及液态样品折射率测定等技术。

二、实验原理

乙酸与乙醇在少量浓硫酸催化下加热生成乙酸乙酯。

$$CH_3COOH + C_2H_5OH \underset{110\sim125℃}{\overset{浓\ H_2SO_4}{\rightleftharpoons}} CH_3COOC_2H_5 + H_2O$$

酯化反应是平衡反应。乙酸与乙醇酯化反应的平衡常数为4,若用等摩尔比的乙酸与乙醇反应,则达到平衡时只有66.6%的酸或醇转变为酯。为了提高酯的产率,通常采取较廉价的原料适当过量或不断将反应产物酯或水蒸出等措施,使平衡向右移动。由于乙醇较乙酸便宜,本实验采用过量的乙醇与乙酸作用。但在工业生产中,一般使用过量乙酸,促使乙醇转化完全,避免乙酸乙酯与乙醇,乙酸乙酯与水,乙酸乙酯、水、乙醇之间形成二元恒沸物或三元恒沸物而造成分离上的困难。

乙酸乙酯的工业用途十分广泛,它是一种重要的溶剂,具有快干、低毒的特点。用于清漆、人造革、硝基纤维、氯化橡胶和某些乙烯类树脂的溶剂,也用作染料、药物和香料的原料。

三、仪器与药品

仪器:圆底烧瓶(100 mL、50 mL),球形冷凝管,直形冷凝管,蒸馏头,分液漏斗（60 mL），锥形瓶（50 mL），接引管，常备仪器，电加热套，阿贝折光仪。

药品：冰醋酸，无水乙醇，浓 H_2SO_4，饱和 Na_2CO_3 溶液，饱和 $CaCl_2$ 溶液，无水 $MgSO_4$，饱和食盐水。

四、实验步骤

1. 酯化

在 100 mL 圆底烧瓶中加入 19 mL（15 g，0.32 mol）无水乙醇，12 mL（12 g，0.2 mol）冰醋酸，再小心加入 5 mL 浓 H_2SO_4，混匀后，投入 2~3 粒沸石，然后装上球形冷凝管，接通冷凝水。在电热套上或石棉网上用小火加热至溶液微沸，并继续保持缓缓回流半小时①。停止加热，冷却反应物。

2. 提纯

待瓶中反应物冷却后，重新加入 2~3 粒沸石，将回流装置改成蒸馏装置，接收瓶用冷水冷却。在沸水浴上加热蒸出生成的乙酸乙酯，直到馏出液约为反应物总体积的 1/2 为止。

在馏出液中缓慢地加入饱和 Na_2CO_3 溶液②，并不断振荡混合，用 pH 试纸检查，直至酯层呈中性，不再有气泡产生。然后将此混合液转入分液漏斗中充分振摇，静置分层后分去下层水溶液。酯层用 10 mL 饱和食盐水洗涤③，再每次用 10 mL 饱和 $CaCl_2$ 溶液洗涤 2 次，分去下层液体，酯层自分液漏斗上口倒入干燥的锥形瓶中，加入无水 $MgSO_4$，塞紧瓶口干燥半小时以上，其间经常振摇锥形瓶。

将已干燥的酯层滤入干燥的 50 mL 圆底烧瓶中，加入数粒沸石后在水浴上进行蒸馏④。收集 73~78℃ 的馏分于已称重、干燥的锥形瓶中。称重，计算产率。

3. 测折光率

测产品乙酸乙酯的折光率，并与文献值比较。

纯乙酸乙酯是具有芳香气味的无色液体，b.p. 77.06℃，d_4^{20} 0.9003，n_D^{20} 1.3723。

◎注释

①反应温度不宜过高，否则会增加副产物乙醚的产量。

②馏出液成分为产物乙酸乙酯、水、少量未反应的乙醇和乙酸、副产物乙醚。可用碱除去未反应的酸,并用饱和氯化钙溶液来除去未反应的醇。

③乙酸乙酯层用 Na_2CO_3 洗涤后,若直接用 $CaCl_2$ 溶液洗涤以除去醇,有可能产生絮状的 $CaCO_3$ 沉淀,使进一步分离变得困难。所以在这两步操作之间先用水洗一次。由于乙酸乙酯在水中有一定的溶解度,所以实际上是用饱和食盐水进行洗涤,以减少损失并使酯层和水层更易分离。

④乙酸乙酯与水或乙醇可分别生成共沸混合物。三者共存时,则生成三元共沸混合物。

b. p.(℃)	质量分数(%)		
	酯	乙醇	水
70.2	82.6	8.4	9.0
70.4	91.9		8.1
71.8	69.0	31.0	

因此,蒸馏前必须将酯层中乙醇尽量除尽和干燥,否则形成低沸点的共沸混合物,影响酯的产率。

◎ 思考题

1. 酯化反应有什么特点?本实验如何创造条件促使酯化反应向生成物方向进行?

2. 本实验可能有哪些副反应?

3. 本实验为什么要依次采用饱和 Na_2CO_3 溶液、饱和 NaCl 和饱和 $CaCl_2$ 溶液来洗涤馏出液?

实验 23　环己烯的合成（微型法）

一、实验目的

（1）学习用醇类催化脱水合成烯烃的原理和方法。
（2）学习微型分馏、微量液体洗涤及干燥、微型蒸馏等操作。

二、实验原理

烯烃是重要的有机化工原料。工业上主要通过石油裂解的方法制备烯烃，也可利用醇在氧化铝等催化剂存在下，进行高温催化脱水来制取；实验室则主要用浓硫酸、浓磷酸作催化剂使醇脱水或卤代烃在醇钠作用下脱卤化氢来制备烯烃。

$$\text{环己醇} \xrightarrow[\Delta]{H_2SO_4} \text{环己烯} + H_2O$$

醇的脱水是在强酸催化下的单分子消去反应。反应中，酸使醇羟基质子化，使其易于离去生成碳正离子，后者失去一个质子，生成烯烃。

三、仪器与药品

仪器：圆底瓶（5 mL），微型分馏头，温度计，长颈滴管，小离心管，微型冷凝管。

药品：环己醇，浓 H_2SO_4，5% Na_2CO_3，NaCl，无水 $CaCl_2$。

四、实验步骤

1. 合成

用移液管向 5 mL 圆底瓶中移入 1.0 mL（0.9624 g，9.6 mmol）环己醇，再用滴管滴入 2 滴浓硫酸，摇匀①，投入两粒沸石。在瓶口安装微型分馏头，分馏头的直口插温度计，斜口安装缩微的空气冷凝管，如图 5-1 所示。

隔石棉网加热圆底瓶。液体微沸后调小火焰，使产生的气雾非常缓慢而均匀地上升，经历 5~7min 后升至温度计的水银泡②。此后严格控制加热的强度和稳定性，使分馏柱中有适当的回流③，温度计示数不超过 90℃④，当反应瓶中出现阵发性白雾时停止加热，历时 40~50 min。

2. 分离、提纯

冷却后取下冷凝管，用长颈滴管自侧口插入分馏头的承接阱中，吸出所收集到的馏出液并转移到一支小离心管中。向离心管中加入少许精盐，振荡使之饱和。再向其中滴入数滴 5% 碳酸钠溶液，边滴边摇动，使 pH 值达到 7.5 左右为止。静置分层，用长颈滴管吸尽水层。加入适量无水氯化钙，塞紧管口干燥半小时以上。

用滴管过滤法⑤（见图 5-3）将经过干燥的粗产物滤入 1mL 离心管，在管口安装微型蒸馏头及缩微冷凝管，构成微型蒸馏装置（即将图 5-4 中的圆底瓶换成离心管）。

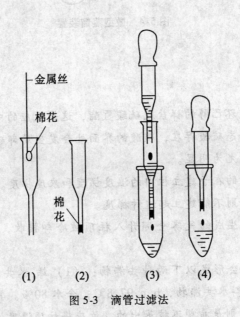

图 5-3 滴管过滤法

水浴加热蒸馏，收集 80~85℃ 馏分。将所得产物称重、计算收率并测定其折光率。所得产物为无色透明液体。得量 0.40~0.49 g（0.49~0.60 mL），收率 51%~62%，折光率（22℃）1.4448。纯粹的环己烯为无色液体，b.p.83℃，n_D^{22} 1.44507。

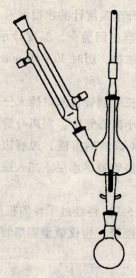

图 5-4　微型蒸馏装置

◎注释

①摇匀以生成环己醇的镁盐或硫酸氢酯，这是反应的中间产物。如不充分摇均，则会有游离态硫酸存在，硫酸的界面处会发生局部碳化，反应液迅速变为棕黑色。加热后尤为明显。

②此过程的目的在于建立柱内的温度梯度和浓度梯度。如果加热过猛，或加热强度不稳定，则不能建立起这种梯度。

③如无回流，生成的气雾全部升入柱顶被冷却接收，则起不到分馏的作用。

④反应过程中会形成以下两种共沸物：（1）烯-水共沸物，b.p.70.8℃，含水 10%；（2）醇-水共沸物，b.p.97.8℃，含水 80%。其中（1）是需要移出反应区的，（2）则是希望不被蒸出的，故应将柱顶温度控制在 90℃ 以下。

⑤滴管过滤法：（1）在滴管中塞入棉花；（2）将棉花塞至滴管底；（3）将样品滴入塞有棉花的滴管中；（4）挤压滴头过滤液体。

◎思考题

1. 醇类的酸催化脱水的反应机理是怎样的？
2. 在粗产品环己烯中，加入 NaCl 使水层饱和的目的是什么？
3. 在制备环己烯时反应后期出现阵阵白雾是什么？

第六部分　综合性和设计性实验

6.1　综合性实验

综合性实验是在完成一定量的基础实验后,再结合各专业培养目标,进行的更为系统、复杂的有机化学实验,是从知识学习到综合素质和创新能力培养的重要过渡。医学有机化学综合性实验由与医药相关和较为复杂的有机实验构成,如天然有机化合物提取、分离及提纯、性质及鉴定、结构表征和多步合成的综合练习以及新合成技术应用等。通过综合性实验,深入理解和掌握有机化学理论知识,熟练基本操作技能和培养综合能力,为今后更复杂的有机实验及研究打下良好的专业基础。

实验 24　微波辅助合成和水解阿司匹林及其结构测定

一、实验目的

(1) 学习微波原理和微波辅助合成技术。
(2) 学习有关反应原理,进一步练习固体有机物的分离、提纯操作。

(3) 学习有机化合物波谱分析原理和操作。

二、实 验 原 理

微波是指波长为 1mm~1m、频率为 300MHz~300GHz 的电磁波，工业和民用的频率一般是 2.45GHz。微波能量对材料有很强的穿透力，能对被照射物质产生深层加热作用。对于微波加热促进有机反应的机理，目前较为普遍的看法是极性有机分子吸收微波辐射能量后会产生每秒几十亿次的偶极振动，产生热效应，使分子间的相互碰撞及能量交换次数增加，因而使有机反应速度加快。另外，电磁场对反应分子间行为的直接作用而引起的所谓"非热效应"，也是微波促进有机反应的重要原因。与传统加热法相比，其反应速度可加快几倍至上千倍。目前微波辅助合成已成为一项新兴的有机合成技术。

乙酰水杨酸（Aspirin）是人们熟悉的解热镇痛、抗风湿类药物，可由水杨酸和乙酸酐合成得到。其合成涉及水杨酸的乙酰化反应和固体有机物的分离提纯等基本反应和操作。现行教材都采用酸催化法合成乙酰水杨酸，它存在着相对反应时间较长、乙酸酐用量大和副产物多等缺点。本实验将微波辐射技术用于乙酰水杨酸的合成，并采用碱催化的方法，获得了很好的实验结果。和传统方法相比，新型实验具有反应时间短（40 s）、产率高（92%）和物耗及污染少等特点，体现了新兴技术的运用和大学化学实验绿色化的改革目标。

合成反应的原理如下：

$$\text{水杨酸} \xrightarrow[\text{微波辐射}]{(CH_3CO)_2O, OH^-} \text{乙酰水杨酸} + CH_3COOH$$

$$\text{乙酰水杨酸} \xrightarrow[\text{微波辐射}]{H_2O/OH^-} \text{水杨酸}$$

CH_3COOH 用于萃取操作实验

红外光谱是测定有机化合物结构最常用的方法之一。中红外区吸收光谱应用最广，它是由分子振动能级（伴随有转动能级）跃迁产生的，故又叫分子振动转动光谱。当红外分光光度计发出的红外光（波长为 2.5~25 nm，波数 4000~400 cm^{-1}）依次通过有机物样品时，若与样品某一振动频率相同，样品就吸收这种红外光，从而出现强弱不同的吸收现象。以透射百分数（T）为纵坐标，波长（λ）或波数（σ）为横坐标作图，即得该样品的红外光谱图。$4000\sim1330\ cm^{-1}$ 特征谱带区是红外光谱解析的基础。$1330\sim650\ cm^{-1}$ 为指纹区，它对鉴定两个化合物是否相同起着关键的作用。红外光谱可以测定气、液、固态样品。

三、仪器与试剂

仪器：WP750 格兰士微波炉，电子天平，圆底烧瓶（100 mL），烧杯（250 mL），锥形瓶（100 mL），移液管（5 mL），减压抽滤装置。Perkin-Elmer 599 型红外光谱仪。

试剂：水杨酸（A.R.），乙酸酐（A.R.），碳酸钠（C.P.），盐酸（C.P.），氢氧化钠（C.P.），95%乙醇（C.P.），1% $FeCl_3$，活性炭。

四、操作步骤

1. 微波辅助合成乙酰水杨酸

（1）合成。在 100 mL 干燥的圆底烧瓶中加入 2.0 g（0.014 mol）水杨酸和约 0.1 g 碳酸钠，再用移液管加入 2.8 mL（3.0 g，0.029 mol）乙酸酐①，震荡，放入微波炉中，在微波输出功率 495W（中档）下，微波辐照 20～40 s（控制反应温度 80～90℃）②。稍冷，加入 20 mL pH=3～4 盐酸水溶液，将混合物继续在冷水中冷却使之结晶完全。减压过滤，用少量冷水洗涤结晶 2～3 次，抽干，得乙酰水杨酸粗产品。

（2）产品纯化。粗产品用乙醇/水混合溶剂（1 体积 95% 的乙醇+2 体积的水）约 16 mL 重结晶，干燥，得白色晶状乙酰水杨酸 2.4 g（收率 92%），熔点 135～136℃③。产物结构还可用 1% $FeCl_3$ 水溶液检验或用红外光谱仪测试。

2. 微波辐射水解乙酰水杨酸

在 100 mL 锥形瓶中加入 2.0 g（0.01 mol）乙酰水杨酸和 40 mL 2.0 mol/L NaOH 水溶液，在微波辐射输出功率 495 W（中档）下，微波辐射 40 s。冷却后，滴加 6 mol/L 盐酸水溶液至 pH 值为 2～3，置于冰水浴中令其充分析晶，减压过滤，将水杨酸转移到 100 mL 烧杯中，用蒸馏水加活性炭重结晶，干燥，得白色针状水杨酸约 1.1 g（回收率 80%），熔点：153～156℃。

3. 乙酰水杨酸和水杨酸的结构的红外波谱分析

(1) 制样。称取干燥样品 1~2 mg，与干燥的 KBr 粉末 200 mg 一同放在洁净的玛瑙研钵中研细，混合均匀，然后倒入制片磨具中，铺匀。将模子放在油压机上，先抽气 5 min 以除去粉末中的湿气和空气，再边抽气边加压，在 6.4 kPa 的压力下，维持 5 min，去除真空，取出模子脱模，得到一透明圆片。将其放在样品环上备测。

(2) 测定光谱。在教师指导下，开启仪器预热；选择操作条件，校验仪器；扫描、记录样品的红外波谱。

(3) 结果处理。参照功能团和化学键的特征吸收频率表，根据峰强和峰位，指出样品谱图上特征峰归属。并与标准谱图对照④，以确认所测样品为乙酰水杨酸和水杨酸。

◎ 注释

① 乙酸酐应是新开瓶的。如果打开使用过且放置较长时间，使用时应重新蒸馏，收集 139~140℃ 的馏分。

② 不同品牌的家用微波炉所用的微波条件略有不同，微波条件的选定以使反应温度达 80~90℃ 为原则。使用的微波功率一般选择 450~500 W 之间，微波辐照时间为 20~40 s。此外，微波炉不能长时间空载或近似空载操作，否则可能损坏磁控管。

③ 乙酰水杨酸易受热分解，因此熔点不是很明显，它的分解温度为 128~135℃，熔点的文献值为 136℃。测定熔点时，应先将热载体加热至 120℃ 左右，然后再放入样品进行测定。

④ 萨特勒标准光谱（Standard Spectra）是最常见的标准谱图。

◎ 思考题

1. 微波加热的主要特点是什么？
2. 采用酸催化法合成乙酰水杨酸，其主要副反应是什么？
3. 在本实验中，为何将微波功率选择在 450~500 W 之间？
4. 红外光谱产生的原因是什么？

实验25 卵磷脂的提取及其组成鉴定

一、实验目的

(1) 学习从蛋黄中提取卵磷脂的实验方法。
(2) 了解卵磷脂的性质和鉴定方法.

二、实验原理

机体的各种组织和细胞均含卵磷脂。在卵黄（含8%~10%）、神经组织、精液、脑髓、肾上腺、心脏、肝脏、红细胞、蘑菇和酵母等组织内卵磷脂含量更高。卵磷脂结构如下：

$$\begin{array}{l} R_1-C-O-CH_2 \\ \quad\quad \| \\ \quad\quad O \\ R_2-C-O-CH \quad\quad O \\ \quad\quad \| \quad\quad\quad\quad \| \\ \quad\quad O \quad CH_2-O-P-O-CH_2CH_2\overset{+}{N}(CH_3)_3 \\ \quad\quad\quad\quad\quad\quad\quad | \\ \quad\quad\quad\quad\quad\quad\quad O^- \end{array}$$

R_1 常为饱和脂肪酸如 C_{16}、C_{18}，R_2 常为不饱和脂肪酸如花生四烯酸，是具有疏水性的非极性端；卵磷脂中与磷酸连接的碱基为胆碱，是具有亲水性的极性端。磷脂分子中同时具有疏水基和亲水基。正是因为这种特点，使得磷脂类化合物在细胞中起着重要的生理作用。

新提取得到的纯卵磷脂是白色蜡状块，不溶于水，易溶于醇、氯仿、乙醚和二硫化碳中，但不溶于丙酮，利用后面这个性质可与中性脂肪分离。卵磷脂与空气接触后因其所含的不饱和脂肪酸被氧化而呈黄褐色。

卵磷脂可在碱性溶液中加热水解，得到甘油、脂肪酸、磷酸和胆碱，可从水解液中检查出这些组分。其分离提取的流程如下：

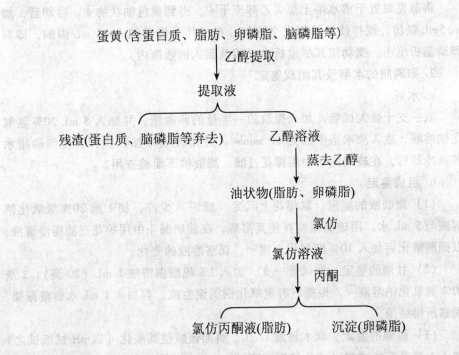

卵磷脂中的胆碱基在碱性溶液中可分解成三甲胺，三甲胺有特异的鱼腥臭味，可用来鉴定卵磷脂。

三、仪器与药品

仪器：研钵，布氏漏斗，蒸发皿，棉花。
药品：熟鸡蛋黄，95%乙醇，20% NaOH 溶液，10% Pb(Ac)$_2$，1% CuSO$_4$溶液，硫酸，氯仿，丙酮，碘化铋钾溶液。

四、实验步骤

1. 卵磷脂的提取

取熟鸡蛋黄一只，于研钵中研细，先加入 10 mL 95%乙醇研磨，再加入 10 mL 95%乙醇充分研磨，减压过滤（应盖满漏斗），布氏漏斗上的滤渣经充分挤压滤干后，移入研钵中，再加 10 mL 95% 乙醇研磨，减压过滤，滤干后，合并二次滤液，如浑浊可再过滤一次，将澄清滤液移入蒸发皿内①。

将蒸发皿置于沸水浴上蒸去乙醇至干②，得到黄色油状物③。冷却后，加入 5mL 氯仿，搅拌使油状物完全溶解。在搅拌下慢慢加入 15 mL 丙酮，即有卵磷脂析出④，搅动使其尽量析出（溶液倒入回收瓶内）。

2. 卵磷脂的水解及其组成鉴定

a. 水解

取一支干燥大试管，加入提取的一半量的卵磷脂，并加入 5 mL 20% 氢氧化钠溶液，放入沸水浴中加热 10 min⑤，并用玻璃棒加以搅拌，使卵磷脂水解，冷却后，在玻璃漏斗中用棉花过滤。滤液供下面检查用。

b. 组成鉴定

（1）脂肪酸的鉴定。取棉花上沉淀（滤饼）少许，加 1 滴 20% 氢氧化钠溶液与 5 mL 水，用玻璃棒搅拌使其溶解，在玻璃漏斗中用棉花过滤得澄清液，以硝酸酸化后加入 10% 醋酸铅 2 滴⑥，观察溶液的变化。

（2）甘油的鉴定。取试管一支，加入 1% 硫酸铜溶液 1 mL（20 滴），2 滴 20% 氢氧化钠溶液⑦，振摇，有氢氧化铜沉淀生成，再加入 1 mL 水解液振摇，观察所得结果。

（3）胆碱的鉴定。取水解液 1 mL，滴加硫酸使其酸化（以 pH 试纸试之）加入 1 滴克劳特试剂（碘化铋钾溶液）⑧，有砖红色沉淀生成。

（4）磷酸的鉴定。取试管一支，加 10 滴水解液，加硫酸酸化，再加 5 滴钼酸铵试剂⑨，20 滴氨基萘酚磺酸溶液，振摇后，水浴加热，观察颜色的变化。

◎ 注释

①第一次减压过滤，因刚析出的醇中不溶物很细以及有少许水分，滤出物浑浊，放置后继续有沉淀析出，需合并滤液后，以原布氏漏斗（不换滤纸）反复滤清。

②蒸去乙醇时，可能最后有少许水分，需搅动加速蒸发，务使蒸干。

③黄色油状物干后，蒸发皿壁上沾的油状物一定要使其溶于氯仿中，否则会带入杂质。

④搅动时，析出的卵磷脂可黏附于玻璃棒上，成团状。

⑤加热会促使胆碱分解，产生三甲胺的臭味。

⑥加硝酸酸化，脂肪酸析出，溶液变浑浊，加醋酸铅有脂肪酸铅盐生成，浑浊进一步增强。

⑦生成的氢氧化铜沉淀因水解液中的甘油与之反应，而生成甘油铜，沉淀逐步溶解。

⑧克劳特试剂为含有 $KI-BiI_3$ 复盐的有色溶液，与含氮碱性化合物如胆碱生成砖红色的沉淀。

⑨钼酸铵经硫酸酸化为钼酸，它与磷酸结合为磷钼酸，磷钼酸再与还原剂氨基萘酚磺酸作用，生成蓝色钼的氧化物。

◎ 思考题

1. 蛋黄中分离卵磷脂根据什么原理？怎样分离卵磷脂和简单脂？
2. 卵磷脂可以皂化，从结构分析应作何解释？
3. 卵磷脂可作乳化剂，这是为什么？
4. 为什么实验中要进行减压过滤？操作时应注意哪些地方？

实验26　茶叶中咖啡因的提取及分离

一、实验目的

（1）熟悉从植物中提取生物碱的一般原理和方法。
（2）掌握用升华法提纯有机化合物的操作技术。

二、基本原理

咖啡因是一种嘌呤衍生物，存在于咖啡、茶叶、可可豆等植物中，咖啡因具有兴奋中枢神经系统、兴奋心脏、松弛平滑肌和利尿等作用。它也是复方阿司匹林（APC aspirin-phenacetin-caffein）等药物的成分之一。咖啡因的化学名称是1，3，7-三甲基-2，6-二氧嘌呤，其结构式如下：

嘌呤　　　　　　　　　咖啡因

含结晶水的咖啡因为无色针状结晶，苦味，具有弱碱性，易溶于氯仿，能溶于冷水、乙醇及热苯。在100℃时失去水结晶，开始升华，120℃升华显著，178℃以上升华加快，无水咖啡因的熔点238℃。

从茶叶中提取咖啡因可以用乙醇作为溶剂,在索氏提取器中连续抽提,然后蒸去乙醇,浓缩茶汁,即得粗咖啡因。粗咖啡因中还含有其他一些生物碱和杂质(如单宁酸)等,加入生石灰,单宁酸和生石灰反应生成钙盐,使咖啡因游离出来,再利用升华法进一步提纯。

咖啡因可以通过测定熔点及红外光谱、核磁共振进行鉴定。

三、仪器与药品

仪器:热萃取器,蒸发皿,漏斗,常备仪器,滤纸。

药品:20 g 茶叶,95% 乙醇,生石灰,水杨酸,甲苯,石油醚(60~90 ℃)。

四、实验步骤

(1) 称取 10 g 茶叶末放于带虹吸的内管中①,装入热萃取器内,如图 6-1 安装热萃取装置。将 80 mL 95% 乙醇从上部冷凝管加入烧瓶中,烧瓶中放几粒沸石,用水浴加热回流 2 h,当液面刚刚升至与虹吸管顶端相平齐时即下经虹吸管流回烧瓶中,至提取液颜色很淡时为止,停止加热,时间约 2 h。

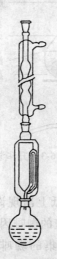

图 6-1 热萃取装置

(2) 稍冷后改用常压蒸馏回收大部分乙醇。然后把残液倾入蒸发皿中，拌入 4 g 研细的生石灰②，在蒸气浴上蒸干。最后将蒸发皿移至石棉网上小心焙烧，边加热边翻炒并捣碎，务使水分全部除去③。冷却后，用滤纸擦去沾在蒸发皿边上的粉末，以免在升华时污染产物。见图 6-2。

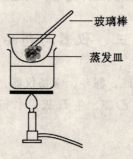

图 6-2　加热蒸发装置

(3) 在蒸发皿上盖上一张刺有许多小孔的圆滤纸，滤纸应离被升华物约 2 cm④，在滤纸上倒扣大小合适的玻璃三角漏斗，漏斗尾部松松地塞上一小团脱脂棉。见图 6-3，在酒精灯或电加热套上小心加热使咖啡因升华⑤。

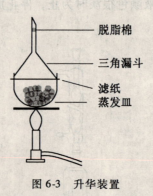

图 6-3　升华装置

当漏斗内出现白色烟雾，滤纸上出现许多白色毛状结晶时停止加热，冷却，用小匙收集滤纸上及漏斗内壁的咖啡因。残渣经搅拌后用较大的火再加热片刻，使升华完全。合并两次收集的咖啡因⑥，称重并测定熔点。得量为 70~130 mg，熔点为 236~238℃。

(4) 在试管内加入 20 mg 自己制备的咖啡因，再加入 15 mg 水杨酸和

1.5 mL甲苯，水浴溶解，然后加入1.0 mL石油醚（60~90℃），在冷水中冷却结晶。若无结晶析出，可用玻璃棒或刮刀摩擦管壁，用玻璃漏斗过滤收集产物，测定熔点⑦。

◎ 注释

①茶叶不要压得太紧，以免影响虹吸。
②生石灰起吸水和中和作用，以除去部分杂质。
③用洁净而干燥的玻璃棒接触焙烧的提取物，如不沾黏，表示水已除去。
④滤纸放置太高，咖啡因蒸气不易升入滤纸上结晶；放置太低，则易受色素等杂质污染。
⑤升华过程中要控制好温度。若温度太低，升华速度较慢，若温度太高，会使产物发黄（分解）。
⑥刮下咖啡因时要小心操作，防止混入杂质。
⑦咖啡因可与水杨酸作用生成水杨酸盐，熔点137℃，用于咖啡因的鉴定。

◎ 思考题

1. 热萃取提取茶叶中的咖啡因有什么优点？
2. 在升华时玻璃三角漏斗的尾部为什么要松松地塞上一小团脱脂棉？
3. 除可用乙醇萃取咖啡因外，还可采用哪些溶剂萃取？

实验 27　烟碱的提取（常规法和微波法）、性质和含量测定

一、实验目的

(1) 掌握烟碱提取的原理及操作，熟悉烟碱的化学性质。
(2) 学习烟碱的紫外分析原理和操作。
(3) 了解微波萃取的原理及操作。

二、实验原理

烟碱（即尼古丁）是存在于烟草中的主要生物碱，在烟叶中含 2%~8%，除此外还含有少量降烟碱、新烟碱等。烟碱是一种无色油状或淡黄色到暗褐色的液体（b.p.：246~247℃，m.p.：-7.9℃，$[\alpha]_D^{20}=-168°$），蒸气压为 10mmHg（107℃）。烟碱是由两个含氮杂环（吡啶和吡咯烷）组成，属叔胺类有机化合物，故有明显的碱性。不仅能使红色石蕊试纸变蓝（pH=5.0~8.0），还可使酚酞溶液变红（pH=8.2~10）；能与氧化剂作用生成烟酸；与生物碱沉淀剂如苦味酸、鞣酸等发生沉淀反应，该反应可用于生物碱的鉴定、精制或提取。烟碱还可被高锰酸钾氧化生成烟酸。

烟草引起的死亡占工业化国家人口死亡率的 20%。烟草的有害性已广为人知，它可导致肺癌，血压升高，引起呼吸系统和消化系统障碍。但烟碱也有积极功效，作为一种止痛药，它可降低人的焦虑水平，还可保护神经系统细胞免于发生退行性病变，可能对帕金森氏症和阿兹海默症的治疗有益等。

烟碱在植物体内常与柠檬酸及苹果酸等有机酸形成盐而存在。烟碱的提取常用酸浸取法，通过无机强酸共热萃取出来，再加碱中和，使烟碱游离。游离

烟碱　　　　　　降烟碱　　　　　　新烟碱

态烟碱具有挥发性，可采用水蒸气蒸馏法分离。近年来，又出现了一些新的提取方法，如微波辅助萃取法、超声波辅助萃取法、超临界流体萃取法、碳化脱羧法、微乳液萃取法等。微波辅助萃取技术是 20 世纪 90 年代发展起来的新萃取技术，它具有萃取时间短、后处理方便、能耗低、对萃取体系中组分的萃取有选择性和产品质量高等特性。其萃取原理一般认为是：①微波对极性分子作用产生的热效应，增大极性分子的扩散系数；②微波对固体表面的液膜产生一定微观"扰动"，使其变薄，减少了扩散过程阻力；③微波对细胞膜能产生一定的生物效应，细胞膜因内部温度突然升高而破裂，使位于细胞内部的物质从中被释放出来。所以，微波辅助萃取可强化物质的萃取过程。

紫外光谱（UV）是分子中某些价电子吸收一定波长的紫外光，由低能级跃迁到高能级所产生的吸收光谱。紫外光谱的定量分析基本原理为朗伯-比尔定律：

$$A = \lg\left(\frac{I_0}{I}\right) = \varepsilon bc$$

式中：A 表示吸光度；b 为液层厚度，cm；c 为被测样品的物质的量浓度，mol/L；ε 为摩尔吸光系数；I_0 为入射光强度；I 为入射光强度。

烟碱含有共轭双键，在近紫外区（波长 200～380 nm）具有特征吸收峰，光吸收值与其浓度成正比，以此可以进行烟碱含量的定量测定。

三、仪器与药品

仪器：水蒸气发生器，长颈圆底烧瓶（250 mL），直形冷凝管，接引管，T 形管，螺旋夹，玻璃管（80 cm），电炉，玻璃弯管 2 支，常备仪器，UV-1700 型（SHIMADZU）紫外分光光度计。

药品：烟丝，10% HCl，10% NaOH，酚酞指示剂，0.5% $KMnO_4$，0.5% Na_2CO_3，10% 鞣酸，饱和苦味酸溶液，石蕊试纸。

四、实验步骤

1. 烟碱的浸取

（1）常规（酸浸取）法。称取 2 g 烟丝放入烧杯内，加入 20 mL 10% HCl，在不停搅拌下煮沸 20 min。不时加入适量水以补充蒸发的水分。煮沸后在普通玻璃漏斗中，经脱脂棉过滤，滤液用 25% NaOH 溶液中和至碱性①。

（2）微波碱浸取法。称取 2 g 烟丝放入烧杯内，加入 40 mL 5% NaOH，搅拌浸泡 10 min，放入微波炉中，在中档（495 W）下，微波辐射 60 s（~75℃），然后在普通玻璃漏斗中，经脱脂棉过滤。

2. 烟碱水溶液的制备

将上述滤液移入 250 mL 长颈圆底烧瓶中，并加入几粒沸石。按水蒸气蒸馏装置（见图 2-4）安装好，进行水蒸气蒸馏②，收集约 6 mL 透明烟碱水溶液③便可停止蒸馏。停止蒸馏时一定要先打开 T 形管下端的螺旋夹。

3. 烟碱的性质实验

（1）碱性实验。在一试管中加 1 mL（约 20 滴）烟碱水溶液，然后滴加 1 滴酚酞试剂，注意观察有何现象产生，并解释之。

（2）氧化反应。取一试管中加 5 滴烟碱水溶液，再加 1 滴 0.5% $KMnO_4$ 水溶液和 3 滴 0.5% Na_2CO_3 水溶液，注意溶液的颜色变化和有无沉淀产生。

（3）沉淀反应。取两支试管各加入 5 滴烟碱水溶液，在第一支试管里滴入 6 滴饱和苦味酸溶液④，第二支试管里滴加 2 滴 10% 鞣酸溶液，边滴加边摇动试管，注意观察有何现象产生。

4. 烟碱的紫外光谱及含量测定

进行烟碱紫外光谱测定时，需将水蒸气蒸馏收集的馏出液再进行简单蒸馏。具体方法是：收集水蒸气蒸馏液约 30mL 后，停止加热，蒸馏液用简单蒸馏法重蒸一次，收集约 15 mL 馏出液，停止蒸馏。重蒸液用于紫外光谱测定。

量取一定体积的烟碱水溶液于容量瓶中，用 5% H_2SO_4 稀释至刻度。以 5% H_2SO_4 为空白，从 210 nm 开始扫描至 300 nm 为止。把测得的光谱图与标准紫外光谱图进行比较，并确定其 λ_{max}。

烟碱含量采用国际标准推荐的紫外分光光度法测定。方法如下：量取一定体积的烟碱水溶液，用5% H_2SO_4 稀释。测定其在259 nm处存在特征吸收峰，当 A_{259} 处于0.16~0.65的吸光值范围时能较好的符合朗伯-比尔定律，即测出 A_{236}、A_{259}、A_{282} 三处的吸光度，由下式计算烟碱的含量：

$$烟碱含量（mg/mL）= \frac{1.059 \times F \times [A_{259} - 0.5 \times (A_{236} + A_{282})]}{34.3}$$

式中，1.059为校正系数；F 为烟碱水溶液的稀释倍数；34.3为烟碱在5% H_2SO_4 中的比消光系数。

◎ 注释

① 碱化的目的是使烟碱盐酸盐转变成游离烟碱，以便于随水蒸气蒸出。

② 水蒸气蒸馏时，先打开螺旋夹G，加热水蒸气发生器至水沸腾，同时通入冷凝水。当有水蒸气从T形管冲出时，旋紧螺旋夹G，使水蒸气进入蒸馏烧瓶，开始蒸馏。为了避免使水蒸气在蒸馏烧瓶中冷凝而积聚液体过多，可在蒸馏烧瓶下置一石棉网，用小火加热。控制蒸馏速度为每秒钟2~3滴，蒸馏时不能沸腾太强烈，以免很细的固体物产生泡沫冲出蒸馏瓶进入收集瓶，影响提取物的质量。

③ 烟碱是剧毒物，致死剂量为40~60 mg，因此操作时务必小心。

④ 苦味酸与烟碱反应生成烟碱二苦味酸盐。苦味酸是一种烈性炸药，使用时应注意。

◎ 思考题

1. 试画出烟碱提取过程的简要流程图。

2. 烟碱分子中吡啶部分与吡咯部分相比哪一部分的碱性更强些,为什么?
3. 设计烟碱水溶液杀虫效果实验。

实验 28　三七总皂苷提取分离、含量分析及其抗心绞痛药效试验

一、实验目的

(1) 掌握水提醇沉法提取皂苷的原理。
(2) 掌握用紫外分光光度法分析皂苷含量的方法。
(3) 掌握小鼠耐缺氧的实验方法，观察药物的耐缺氧及其抗心绞痛作用。

二、实验原理

三七为五加科多年生草本植物三七的根，具有活血化瘀、消肿定痛的功效，皂苷类是其主要有效成分，文献报道三七中总皂苷含量约为12%，其中又以人参皂苷 Rg1、Rb1、三七皂苷 R1 等含量较高，结构式如下所示。根据人参皂苷分子上的糖基能被浓硫酸氧化脱水成糠醛衍生物的性质，可用紫外分光光度法在 278 nm 处测定人参皂苷的含量。

水提醇沉法系指处方中药材加水煎煮，既提取出有效成分，如生物碱盐、苷类、有机酸类、氨基酸、多糖类等，同时也提出一些水溶性杂质，如淀粉、蛋白质、黏液质、鞣质、色素、无机盐等。若往水煎液中加入适量乙醇，可以改变其溶解性能而将杂质部分或全部除去。当乙醇浓度达到 60%~70% 时，除鞣质、树脂等外，其他杂质已基本上沉淀而除去。

缺氧是一种紧张性刺激，可引起机体产生各种应激性反应。脑、心脏缺氧是死亡的主要原因。许多抗心绞痛药物可通过增加心肌供血或降低心肌耗氧，改善心肌能量代谢而延长小鼠缺氧条件下的存活时间。小鼠在密闭容器中的存活时间可以反应动物消耗氧的能力。

人参皂苷Rg1　　　　　　　人参皂苷Rb1　　　　　　　三七皂苷R1

glc=β-D-glucopyranosyl,　xyl=β-D-xylopyranosyl

三、器材与药品、动物

仪器：电磁炉，紫外-可见分光光度计，250 mL 广口玻璃瓶，秒表，天平，凡士林，颗粒状钠石灰。

药品：三七粉，标准品人参皂苷 Rg1，0.005% 硝酸甘油溶液，0.5% 三七总皂苷溶液，生理盐水。

动物：小鼠6只，体重 18~20 g，性别相同，体重相近。

四、实验步骤

1. 提取分离

将 10 g 三七粉碎成粗粉（20~40 目），用 10 倍量、5 倍量的水煎煮 2 次（分别煎煮 60、30 min，保持微沸①），冷却后，离心分离，合并上清液，浓缩至 1 倍量体积。加入选定倍量的 70% 浓度乙醇（可参照用量表确定），搅拌，静置，待沉降完全后，离心，取上清液，并加适量水至总量为选定倍量即可。

2. 含量分析

精密吸取三七提取液 4 mL，置水浴中蒸发挥干，用乙醇溶解，定容至 50 mL，然后从中精密吸取 0.5 mL 置水浴中蒸发挥干溶剂，加入浓硫酸 1 mL，于 80℃ 恒温水浴中加热反应 1 h，立即置于冷水中冷却 5 min，加入乙醇定容至 25 mL，摇匀，放置 30 min，即得供试品。精密称取人参皂苷 Rg1 对照品 5 mg，加乙醇适量，在水浴上加热使之溶解，放冷后用乙醇定容，即得标准溶液（150 μg/mL）。精密量取 0.5，1.0，1.5，2.0，2.5，3.0 mL，分置于 25 mL 容量瓶中，加入浓硫酸 1 mL，于 80℃ 恒温水浴中反应 1 h，置于冷水中冷却 5 min，加入乙醇定容至 25 mL，摇匀，放置 30 min，以试剂空白作参比，在波长 278 nm 测定吸光度（A），各浓度（c）相应的吸光度，经统计处理，求回归方程。以试剂空白作对照，于波长 278 nm 处测定各供试品吸光度，由标准曲线计算出三七总皂苷的含量。

3. 药效试验

将小鼠随机分成 3 组，每组 2 只，分别放入容积相同的瓶内，瓶内装有等量 25 g 钠石灰②以吸收水和二氧化碳。瓶盖涂以凡士林，放入小鼠后将瓶密封，以秒表观察小鼠呼吸停止的时间。每次试验均设空白对照组和阳性药对照组（硝酸甘油 0.5 mg/10 mL/kg，腹腔注射）。实验操作步骤如下：

(1) 取 6 只体重相近性别相同的小鼠分为 3 组，每组 2 只。

(2) 腹腔注射给药，第Ⅰ组：0.005% 硝酸甘油（剂量 0.5 mg/10 mL/kg）；第Ⅱ组：0.5% 三七总皂苷（剂量 50 mg/10 mL/kg）；第Ⅲ组：生理盐水（剂量 10 mL/kg）。

(3) 给药后 15 min，分别将小鼠置于含 25 g 钠石灰的磨口广口瓶中（注：每瓶最多平行放入两只小鼠）。

(4) 瓶口用涂以凡士林的瓶盖密封。

(5) 观察和记录小鼠的死亡时间③，并收集全实验室的结果进行统计，用 t 检验法检验是否有显著性差异。

◎ 注释

① 提取时控制好温度，防止暴沸。
② 为防止钠石灰受潮，故每次试验应开启封口。
③ 小鼠体重、性别及室温不同，试验结果均有差异。

◎ 思考题

1. 水提醇沉法的原理是什么？
2. 紫外分析时，为何要做空白对照？
3. 动物实验中钠石灰的作用是什么？

6.2 设计性实验

设计性实验是在教师指导下，根据实验题目要求，查阅相关的文献资料，运用所学的理论知识和实验操作技术，学生自主设计实验方案、独立操作完成的实验。设计性实验选题广泛，一般涉及多门相关课程的理论知识。研究题目可以是教师指定，也可以由学生选定。设计性实验是一种较高层次的实验训练，目的是为了激发学生的学习兴趣和探索欲望，培养学生独立从事科学研究工作的能力，体会探索研究所带来的乐趣。

实验 29 复方止痛片成分的分离与鉴定

一、实验目的

（1）练习有机混合物的分离与鉴别。
（2）培养查阅文献资料，独立、创新完成实验的能力。

二、实验指导

有机混合物的分离与鉴别是有机化学实验中的一个重要内容，这是因为大多数有机化学反应的反应速率较慢，通常需要加热和催化剂存在下或在光照下才能发生反应，除主反应外，常伴随副反应，反应产物通常是混合物。因此，若要得到纯的产物，就要进行有机化合物的分离、提纯和鉴别。

在进行分离、提纯操作之前，需要弄清楚混合物中可能有哪些有机化合物，它们相对含量各多少。然后查出它们的物理性质，如沸点、熔点等和化学性质，如酸性、碱性等，然后确定如何分离。写出操作流程图后再进行操作。

分离得到纯有机化合物后,需要进行鉴定,确定分离出的各有机化合物是否正确。鉴定未知物的方法有物理参数法、化学法、波谱法和色谱法等,其中利用化合物的 R_f 值来鉴定未知物是常用、简便的方法之一。

在进行分离的过程中,还要考虑各有机化合物的回收率。回收率与操作有关,与分离过程中加入的各种试剂的量有关,也与分离规模有关。分离规模越小,回收率越低。

阿司匹林、非那西汀、醋氨酚等都是常见的非处方止痛药。市售的止痛药片中大都离不开阿司匹林(A)、非那西汀(P)等有效镇痛成分,由于咖啡因(C)有"提神"作用,有些止痛药片采用一种或几种止痛剂与咖啡因组合而成。如"APC"药片就是一例。常见的非处方止痛药活性组分如下:

商品名	生产厂商	止痛片活性成分			
		阿司匹林	非那西汀	醋氨酚	咖啡因
阿司匹林肠溶片	锦州九泰制药厂	√			
扑热息痛(醋氨酚)	大连盐化制药厂			√	
酚咖片				√	√
复方阿司匹林(镇痛片)	山东新华制药厂	√	√		√
复方对乙酰氨基酚			√	√	√
非那西汀片			√		
紫外吸收 $\lambda_{max(nm)}$		276	249	250	273
化合物熔点/℃		135~138	134~136	169~170	234~237

三、实验步骤

1. 实验选题

参考色谱分离技术，设计分离、测定复方对乙酰氨基酚药片或复方阿司匹林（镇痛片）药片的活性组分的实验①。

2. 实验要求

独立设计，实施操作，鉴别出活性组分。

3. 实验提示

测定方法可用薄层色谱（TLC）分离、分析法，也可用高效液相色谱法，甚至可用分离出纯活性组分后进行测定。下面就 TLC 法提供一些设计参考。

（1）选择分离溶剂。非处方止痛药片包括两大成分：非活性成分主要是淀粉等辅料；活性组分即前表中的化合物；活性组分的种类不同、含量不等。查阅溶解度参数，设计分离活性成分与非活性成分方案②。

（2）选择吸附剂。根据显色方式选择吸附剂硅胶的种类。按相应要求制板或采用市售的商品层析板。

（3）选择展开剂。展开剂可用单一展开剂③，也可以采用混合展开剂。

（4）显色可用碘蒸气熏蒸法，也可以在紫外灯下观察斑点。

（5）根据标样的 R_f 值确定非处方止痛药片各组分。

（6）如果要分离出各种纯的活性组分，制板时吸附剂涂层要厚，点样成条状，用量要大。

◎ 注释

①指导教师可根据当地药店供应止痛药片的情况，选用其他止痛药片供学生实验用。

②可用二氯甲烷与甲醇的 1∶1 混合物萃取，或选择其他溶剂分离。

③可试用乙酸乙酯作展开剂。

◎ 思考题

总结自己做本设计性实验的体会。

实验 30　香豆素合成条件的研究
（正交实验法）

一、实 验 目 的

(1) 学习香豆素的合成原理（Knoevenagel 缩合反应）及操作。
(2) 掌握正交设计在有机合成中的应用，并学会对实验结果进行分析处理。

二、实 验 原 理

香豆素又名 1，2-苯并吡喃酮，白色斜方晶体或结晶粉末，存在于许多天然植物中。最早是 1820 年从香豆的种子中发现的，也存在于熏衣草、桂皮的精油中。香豆素为香辣型，表现为甜香而有香茅草的香气，是重要的香料，常用作定香剂。其衍生物还可用作农药、杀鼠剂、医药等。由于天然植物中香豆素含量较少，大量需求时可通过合成得到，即 Perkin 法合成。

有机化学实验的另一个重要问题是反应条件（实验参数）的确定。一个化学反应的实验条件由反应物结构、数量、催化剂、温度等参数所决定。反应条件直接影响反应物的转化率和产物的产率。适宜的反应条件,需要通过查阅资料,参照相似的反应,设计实验参数,然后反复实践、比较、筛选才能最后确定下来。

正交设计是将考察因素按照实验表的格式排列进行实验,它能经过少数几次实验获得较多的信息量,找到较适宜的工艺参数和考察因素对实验结果影响程度的强弱,并预测可能达到的实验结果,是找到最佳工艺参数、预测可能达到的实验结果的重要方法之一。

三、实验设计与方案

影响有机合成收率的因素很多,如反应温度、反应物的量、反应时间、催化剂的种类和用量等。本实验固定水杨醛和催化剂及用量,考察水杨醛与乙酸酐的物质的量之比、反应时间、反应温度等3个因素对产品收率的影响,每个因素取2个水平,表头设计见表6-1①,采用3因素2水平的正交表$L_4(2^3)$安排实验(见表6-2)。

表6-1　　　　　　　　　　　正交实验因子水平表

水平	因子		
	A	B	C
	n(醛):n(酐)	反应温度(℃)	反应时间(h)
1	1.0:2.0	145~150	2.0
2	1.0:3.0	155~160	3.0

表6-2　　　　　　　　　　　$L_4(2^3)$正交表

实验	因子			实验结果y_i(收率%)
	A	B	C	
1	1	1	1	
2	1	2	2	
3	2	1	2	
4	2	2	1	

续表

实验	因子			实验结果 y_i（收率%）
	A	B	C	
M_1				
M_2				
$m_1 = M_1/2$				
$m_2 = M_2/2$				
极差				
优水平				

学生可参照上述正交设计的例子，自行设计香豆素合成条件的实验方案。

四、仪器与试剂

仪器：圆底烧瓶，球形冷凝管，干燥管，三口瓶，水蒸气发生器，克氏蒸馏头，120°弯管，直形冷凝管，蒸馏头，接收管，烧杯，抽滤瓶，布氏漏斗，热水漏斗，普通漏斗，显微熔点测定仪。

试剂：水杨醛，三乙胺，乙酸酐，乙酸钾，K_2CO_3，$NaHCO_3$，1% $FeCl_3$。

五、实验步骤

1. 制备

在装有回流装置的 50 mL 圆底烧瓶②进行香豆素的合成条件研究。以 0.5 g 碳酸钾为催化剂③，4.2 mL（4.9 g，0.040 mol）水杨醛为固定量，原料配比、反应温度和时间按正交表（见表 6-2）设计的条件进行实验。

反应后，将反应混合物趁热转入盛有 20 mL 水的 250 mL 三口烧瓶中，用少量热水冲洗，以使反应物全部转入三口烧瓶中。进行水蒸气蒸馏，蒸去未反应的水杨醛，用 1% 三氯化铁溶液检验④至无显色反应，停止蒸馏。

稍冷后，在充分搅拌下慢慢加入 $NaHCO_3$ 粉末，至呈弱碱性（pH=8），将圆底烧瓶置于冰水浴中，使晶体析出。

2. 提纯

用水溶解粗品，煮沸 15 min。稍冷，若有颜色则加入适量活性炭，再煮沸

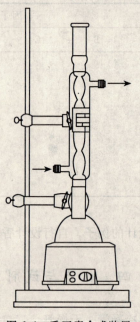

图 6-4 香豆素合成装置

3 min,趁热过滤。将滤液转至烧杯中,加热浓缩至一定体积。稍冷却后,置于冰浴中,使香豆素晶体析出⑤,抽滤,收集固体产品,干燥,称量,回收。

3. 表征

用显微熔点测定仪测定熔点,并与文献值比较。用 IR 及 ^{1}H NMR 进行表征。并与标准谱图进行比较分析。

香豆素为白色晶体,有香味,熔点 68~69℃;标准红外光谱和核磁共振氢谱分别如图 6-5 和图 6-6 所示。

◎ 注释

① 在多因素、多水平实验中,如果对每个因素的每个水平都互相搭配进行全面的实验,需要做的实验次数非常多,会大量浪费人力、物力。在不影响实验结果的前提下,应尽可能地减少实验次数。正交实验就是解决这个问题的有效方法。正交实验法的基本概念和应用如下:

(1)正交表。正交实验设计的主要工具就是正交表,它是一种特制的表

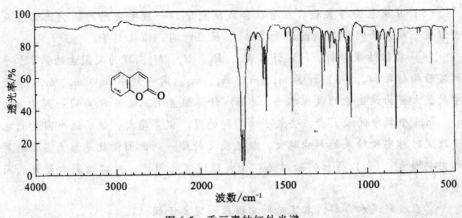

图 6-5　香豆素的红外光谱

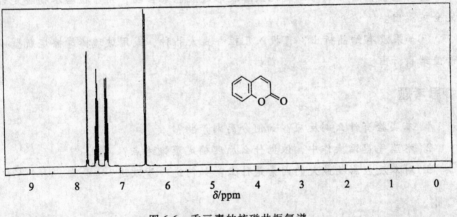

图 6-6　香豆素的核磁共振氢谱

格。一般用 $L_n(a^m)$ 表示，其中 L 表示正交表，n 表示该正交表的行数（需做实验的次数），m 表示该正交表的列数（因素的个数），a 表示每个因素的水平数。一般常用的正交表中，2 水平的正交表有 $L_4(2^3)$、$L_8(2^7)$、$L_{12}(2^{11})$、$L_{16}(2^{15})$ 等；3 水平的正交表有 $L_9(3^4)$、$L_{27}(3^{13})$ 等。4 因素 3 水平正交表 $L_9(3^4)$ 如表 5-2 所示。

（2）正交表的性质。（i）正交表的每列中，不同数字出现的次数相等。（ii）任意两列中，将同一行的两个数字看成有序数对时，每种数对出现的次数相等。由于正交表的这种性质，各因素各种水平的搭配是均衡的，这是正交表的特点。

(3) 正交表安排实验。在有机合成反应中，一般要考虑的影响因素有反应温度、反应物的量（物质的量之比）、反应时间、催化剂等。

(4) 实验结果分析。(i) 计算 M_1、M_2、M_3、M_4，M_i 为某因素的第 i 水平的实验指标之和。(ii) 计算 m_1、m_2、m_3、m_4。同一列中 m_1、m_2、m_3 3 个数中的最大者为该因素的最优水平。(iii) 计算极差 R。极差 R 为同一列中 m_1、m_2、m_3 3 个数中的最大者减去最小者所得的差。极差越大，说明这个因素的水平改变时对实验结果的影响越大。极差最大的那一列的因素就是影响实验结果的主要因素。(iv) 得出实验结论：合成较适宜的因素，对实验影响最大的因素。

② 乙酸酐遇水分解，本实验所需仪器一定要干燥。
③ 碳酸钾在使用前一定进行干燥处理。
④ 酚类化合物可以与三氯化铁溶液形成显色配合物，用于检验水杨醛是否完全被蒸出。
⑤ 如果没有结晶析出，可投入几粒香豆素晶种，或用玻璃棒摩擦烧瓶壁以诱使结晶析出。

◎ 思考题

1. 本实验有什么副反应？如何分离副产物？
2. 水蒸气蒸馏操作中，依据什么原理确定蒸馏终点？
3. 对本反应影响最大的因素是什么？如何进一步改进？

◎ 附：

一、设计实验参考课题
1. 合成药物阿司匹林（选用不同的催化剂）。
2. 不同酯的绿色合成方法。
3. 微波辅助提取果胶研究（正交试验确定最佳工艺条件）。
4. 绿色植物天然色素提取、色谱分离和光谱测定。

二、设计实验的报告格式
设计实验的报告应该参照研究论文的格式撰写。
1. 论文题目
2. 作者姓名（作者所在单位，地址，邮编）
3. 摘要（研究的内容，方法，创新点，效果，意义等）

4. 关键词（产物名称，关键试剂，反应，技术方法等）

5. 前言：介绍课题的意义和背景

6. 实验部分

7. 结果与讨论：介绍由具体的实验结果得出的推论、体会、改进意见等，说明本工作中的创新点及所获得的研究成果

8. 致谢

9. 参考文献

10. 论文的英文部分：英文标题，用汉语拼音拼写的作者姓名，英文摘要，英文关键词

附录一　某些有机化合物的物理常数（20℃）

名称	密度	熔点℃	沸点℃	折光率	溶解度（g/100mL）		
					水	醇	醚
四氯化碳	1.594	-22.96	76.8	1.4607	0.08	混溶	混溶
氯仿	1.4862	-63.5	61.2	1.4476	0.82	混溶	混溶
苯	0.879	5.5	80.1	1.5016(29℃)	0.07	混溶	混溶
甲苯	0.866	-95	110.6	1.4893(24℃)	不溶	混溶	混溶
甲醇	0.792	-97.8	64.7	1.329	混溶	混溶	混溶
乙醇	0.789	-114.5	78.4	1.3610	混溶	混溶	混溶
异丙醇	0.785	-89.5	82.4	1.3772	混溶	混溶	混溶
丁醇	0.810	-89.8	118.0	1.3993	9(13℃)	混溶	混溶
苯甲醇	1.045	-15.2	205.4	1.5396	4(17℃)	混溶	混溶
丙三醇	1.261	18.2	290	1.4764	混溶	混溶	不溶
苯酚	1.076	40.9	181.8	1.5418(41℃)	8.2(15℃)	混溶	混溶
乙醚	0.7134	-116.3	34.6	1.3526	7.5	混溶	混溶
甲醛	0.815(-20℃)	-92±	-21	1.7346(37%)	易溶	易溶	易溶
乙醛	0.783(18℃)	-123.5	20.2	1.3716(40℃)	混溶	混溶	混溶
丙酮	0.791	-94.8	56.2	1.3585	混溶	混溶	混溶

附录一　某些有机化合物的物理常数（20℃）

续表

名称	密度	熔点℃	沸点℃	折光率	溶解度（g/100mL）		
					水	醇	醚
甲酸	1.220	8.40	100.8	1.3714	混溶	混溶	混溶
草酸	1.650	186~7（分解）	157（升华）		10；120(100℃)	24(15℃)	1.3(15℃)
苯甲酸	1.316(28℃)	122.4	249 100升华	1.504 132(℃)	0.21(17.5℃)	易溶	易溶
水杨酸	1.443	159	211	1.565	微溶	易溶	易溶
乙酐	1.081	−73	140.0	1.3904	12(冷)；(热分解)	混溶；(热分解)	混溶
乙酸乙酯	0.901	−83.6	77.2	1.3723	8.5(15℃)	混溶	混溶
乙酰水杨酸	1.35	135（分解）			微溶	易溶	易溶
乙酰乙酸乙酯	1.025	−45	180.4	1.4194	13(17℃)	混溶	混溶
水杨酸甲酯	1.1738	−8.6	223.3	1.5369	微溶	易溶	易溶
苯胺	1.022	−6.1	184.4	1.5863	3.6(18℃)	混溶	混溶
尿素	1.323	135		1.484	易溶	易溶	不溶
乙酰苯胺	1.219(15℃)	133~4	305		0.46;3.5(80℃) 5.5(100℃)	21(20℃) 46(60℃)	7(25℃)

附录二 试剂的配制

1. 2,4-二硝基苯肼溶液

Ⅰ. 在 15 mL 浓硫酸中,溶解 3 g 2,4-二硝基苯肼。另在 70 mL 95% 乙醇里加 20 mL 水。然后把硫酸苯肼倒入稀乙醇溶液中,搅动混合均匀即成橙红色溶液(若有沉淀应过滤)。

Ⅱ. 将 1.2 g 2,4-二硝基苯肼溶于 50 mL 30% 高氯酸中,配好后储于棕色瓶中,不易变质。

Ⅰ法配制的试剂中,2,4-二硝基苯肼浓度较大,反应时沉淀多,便于观察。Ⅱ法配制的试剂由于高氯酸盐在水中溶解度很大,因此便于检验水中醛且较稳定,长期贮存不易变质。

2. 卢卡斯(Lucas)试剂

将 34 g 无水氯化锌在蒸发皿中强热熔融,稍冷后放在干燥器中冷至室温,取出捣碎,溶于 23 mL 浓盐酸中(比重 1.187)。配制时须加以搅动,并把容器放在冰水浴中冷却,以防氯化氢逸出。此试剂一般是临用时配制。

3. 托伦(Tollen)试剂

Ⅰ. 取 0.5 mL 10% 硝酸银溶液置于试管里,滴加氨水,开始出现黑色沉淀。再继续滴加氨水,边滴边摇动试管,滴到沉淀刚好溶解为止。得澄清的硝酸银氨水溶液,即托伦试剂。

Ⅱ. 取一支干净试管,加入 1 mL 5% 硝酸银,滴加 5% 氢氧化钠 2 滴,产生沉淀。然后滴加 5% 氨水,边摇边滴加,直到沉淀消失为止,此为托伦试剂。

无论Ⅰ法或Ⅱ法,氨的量不宜多,否则会影响试剂的灵敏度。Ⅰ法配制的试剂较Ⅱ法配制的碱性弱,在进行糖类试验时,用Ⅰ法配制的试剂较好。

4. 谢里瓦诺夫（Seliwanoff）试剂

将 0.05 g m-苯二酚溶于 50 mL 浓盐酸中，再用蒸馏水稀释至 100 mL。

5. 希夫（Schiff）试剂

在 100 mL 热水中溶解 0.2 g 品红盐酸盐，放置冷却后，加入 2 g 亚硫酸氢钠和 2 mL 浓盐酸，再用蒸馏水稀释至 200 mL。

或先配制 10 mL 二氧化硫的饱和水溶液，冷却后加入 0.2 g 品红盐酸盐，溶解后放置数小时使溶液变成无色或淡黄色，用蒸馏水稀释对 200 mL。

此外，也可将 0.5 g 品红盐酸盐溶于 100 mL 热水中，冷却后用二氧化硫气体饱和至粉红色消失，加入 0.5 g 活性炭，振荡过滤，再用蒸馏水稀释于 500 mL。

本试剂所用的品红是假洋红（Para-rosaniline 或 Para-Fuchsin），此物与洋红（Rosaniline 或 Fuchsin）不同。希夫试剂应密封贮存在暗冷处，倘若受热或见光，或露置空气中过久，试剂中的二氧化硫易失，结果又显桃红色。遇此情况，应再通入二氧化硫，使颜色消失后使用。但应指出，试剂中过量的二氧化硫愈少，反应就愈灵敏。

6. 0.1% 茚三酮溶液

将 0.1g 茚三酮溶于 124.9 mL 95% 乙醇中，用时新配。

7. 饱和亚硫酸氢钠

先配制 40% 亚硫酸氢钠水溶液，然后在每 100 mL 的 40% 亚硫酸氰钠水溶液中，加不含醛的无水乙醇 25 mL，溶液呈透明清亮状。

亚硫氢钠久置后易失去二氧化硫而变质，所以上述溶液也可按下法配制：将研细的碳酸钠晶体（$Na_2CO_3 \cdot 10 H_2O$ 与水混合，水的用量使粉末上只覆盖一薄层水为宜。然后在混合物中通入二氧化硫气体，至硫酸钠近乎完全溶解，或将二氧化硫通入 1 份碳酸钠与 3 份水的混合物中，至碳酸钠全部溶解为止，配制好后密封放置，但不可放置太久，最好是用时新配。

8. 饱和溴水

溶解 15 g 溴化钾于 100 mL 水中，加入 10 g 溴，振荡即成。

9. 莫利许（Molish）试剂

将 α-萘酚 2 g 溶于 20 mL 95%乙醇中，用 95%乙醇稀释至 100 mL，贮于棕色瓶中。一般用前配制。

10. 盐酸苯肼—醋酸钠溶液

将 5 g 盐酸苯肼溶于 100 mL 水中，必要时可加微热助溶，如果溶液呈深色，加活性炭共热，过滤后加 9 g 醋酸钠晶体或用相同量的无水醋酸钠，搅拌使之溶解，贮于棕色瓶中。

11. 班氏（Benedict）试剂

把 433 g 研细的硫酸铜溶于 25 mL 热水中，待冷却后用水稀释至 40 mL。另把 43 g 柠檬酸钠及 25 g 无水碳酸钠（若用有结晶水的碳酸钠，则取量应按比例计算）溶于 150 mL 水中，加热溶解，待溶液冷却后，再加入上面所配的硫酸铜溶液。加水稀释至 250 mL。将试剂贮于试剂瓶中，瓶口用橡皮塞塞紧。

12. 淀粉碘化钾试纸

取 3 g 可溶性淀粉，加入 25 mL 水，搅匀，倾入 225 mL 沸水中，再加入 1 g 碘化钾及 1 g 结晶硫酸钠，用水稀释到 500 mL。将滤纸片（条）浸渍，取出晾干，密封备用。

13. 蛋白质溶液

取新鲜鸡蛋清 50 mL，加蒸馏水至 1000 mL，搅拌溶解。如果混浊，滴加 5%氢氧化钠至刚清亮为止。

14. 10%淀粉溶液

将 1 g 可溶性淀粉溶于 5 mL 冷蒸馏水中，用力搅成稀浆状，然后倒入 94 mL 沸水中，即得近 100 mL 透明的胶体溶液，放冷使用。

15. β-萘酚碱溶液

取 4 g β-萘酚，溶于 40 mL 5%氢氧化钠溶液中。

16. 斐林（Fehling）试剂

斐林试剂由斐林试剂 A 和斐林试剂 B 组成，使用时将两者等体积混合，其配法分别是：

斐林 A：将 3.5 g 含有 5 个结晶水的硫酸铜溶于 100 mL 的水中即得淡蓝色的斐林 A 试剂。

斐林 B：将 17 g 五结晶水的酒石酸钾钠溶于 20 mL 热水中，然后加入含有 5 g 氢氧化钠的水溶液 20 mL，稀释至 100 mL 即得无色清亮的斐林 B 试剂。

17. 碘溶液

Ⅰ．将 20 g 碘化钾溶于 100 mL 蒸馏水中，然后加入 10 g 研细的碘粉，搅动使其全溶呈深红色溶液。

Ⅱ．将 1 g 碘化钾溶于 100 mL 蒸馏水中，然后加入 0.5 g 碘，加热溶解即得红色清亮溶液。

18. 克劳特试剂

溶 27.2 g 碘化钾于约 100 mL 水中，加 17 mL 硝酸（比重 1.4）及 8 g 硝酸铋，振摇后静置，过滤，稀释至 250 mL。

19. 10% 醋酸铅溶液

10 g 醋酸铅加到 100 mL 水中，加热溶解，并不断搅拌，近沸腾时如仍浑浊，加几滴醋酸使溶液澄明。

20. 钼酸铵试剂

将 2.5 g 钼酸铵溶于 25 mL 水中，加 30 mL 5M 硫酸（72 mL 水中加比重为 1.84 的硫酸 28 mL），再稀释至 100 mL。

21. 氨基萘酚磺酸溶液

将 15 g 亚硫酸氢钠溶于 195 mL 水中，搅拌至澄明。加入 0.5 g 氨基萘酚磺酸及 2 mL 20% 亚硫酸钠溶液，在热水浴中搅拌使其溶解，如不能很快溶解可再加 20% 亚硫酸钠溶液（每次 1 mL）至溶液澄明。此为储备液，用时加水稀释 10 倍。固体氨基萘酚磺酸放置过久变为棕色，需在亚硫酸氢钠和亚硫酸钠溶液中重结晶至无色，方可配制应用。

附录三　常用干燥剂的性能与应用范围

干燥剂	吸水作用	吸水容量	干燥效能	干燥速度	应用范围
氯化钙	形成 $CaCl_2 \cdot nH_2O$，$n=1, 2, 4, 6$	0.97 按 $CaCl_2 \cdot 6H_2O$ 计	中等	较快，但吸水后表面为薄层液体所盖，故放置时间要长些为宜	能与醇、酚、胺、酰胺及某些醛、酮形成络合物，因而不能用来干燥这些化合物，工业品中可能含氢氧化钙和碱或氧化钙，故不能用来干燥酸类
硫酸镁	形成 $MgSO_4 \cdot nH_2O$，$n=1, 2, 4, 5, 6, 7$	1.05 按 $MgSO_4 \cdot 7H_2O$ 计	较弱	较快	中性，应用范围广，可代替 $CaCl_2$ 并可用以干燥酯、醛、酮、腈、酰胺等不能用 $CaCl_2$ 干燥的化合物
硫酸钠	$Na_2SO_4 \cdot 10H_2O$	1.25	弱	缓慢	中性，一般用于有机液体的初步干燥
硫酸钙	$2CaSO_4 \cdot H_2O$	0.06	强	快	中性，常与硫酸镁（钠）配合，作最后干燥之用
碳酸钾	$K_2CO_3 \cdot \frac{1}{2}H_2O$	0.2	较弱	慢	弱碱性，用于干燥醇、酮、酯、胺及杂环等碱性化合物，不适于酸、酚及其他酸性化合物
氢氧化钾（钠）	溶于水	—	中等	快	强碱性，用于干燥胺、杂环等碱性化合物，不能用于干燥醇、酯、醛、酮、酸、酚等

续表

干燥剂	吸水作用	吸水容量	干燥效能	干燥速度	应用范围
金属钠	$Na+H_2O \longrightarrow NaOH+\frac{1}{2}H_2$	—	强	快	限于干燥醚、烃类中痕量水分。用时切成小块或压成钠丝
氧化钙	$CaO+H_2O \longrightarrow Ca(OH)_2$	—	强	较快	适于干燥低级醇类
五氧化二磷	$P_2O_5+3H_2O \longrightarrow 2H_3PO_4$	—	强	快,但吸水后表面为粘浆液覆盖,操作不便	适于干燥醚、烃、卤代烃、腈等中的痕量水分。不适用于醇、酸、胺、酮等
分子筛	物理吸附	约0.25	强	快	适用于各类有机化合物的干燥

附录四　常用洗涤液的配制

名　称	配制方法	备　注
铬酸洗液	在粗天平上称取研细了的重铬酸钾20 g，放入500 mL烧杯中，加水40 mL，并加热溶解。待溶解后，冷却，再慢慢加入350 mL粗浓硫酸即成（加酸时应边加边搅拌）	配好的洗液应为深褐色，贮存于细口瓶中备用。经多次使用失效后，可加适量高锰酸钾再生。用时应防止被水稀释
氢氧化钠的高锰酸钾洗涤液	在粗天平上称取高锰酸钾4 g，溶于少量水中，向该溶液中慢慢加入100 mL 10%的氢氧化钠溶液	该洗液用于洗涤油腻及有机物
硝酸洗液	56 mL浓硝酸慢慢加到500 mL水中	宜除去铝和搪瓷器中的沉垢
碱洗液	①40 g氢氧化钠溶于100 mL水中 ②将氢氧化钠溶于95%工业乙醇制成饱和溶液	宜用于被油脂弄脏的器皿

附录五 常用元素相对原子质量
(IUPAC 2001 年后公布)

符号	名称	英文名	相对原子质量	符号	名称	英文名	相对原子质量
Ag	银	Silver	107.8682(2)	I	碘	Iodine	126.904 47(3)
Al	铝	Aluminum	26.981 538(2)	K	钾	Potassium	39.0983(1)
Br	溴	Bromine	79.904(1)	Mg	镁	Magnesium	24.3050(6)
C	碳	Carbon	12.0107(8)	Mn	锰	Manganese	54.938 049(9)
Ca	钙	Calcium	40.078(4)	N	氮	Nitrogen	14.0067(2)
Cl	氯	Chlorine	35.453(2)	Na	钠	Sodium	22.989 770(2)
Cr	铬	Chromium	51.9961(6)	O	氧	Oxygen	15.9994(3)
Cu	铜	Copper	63.546(3)	P	磷	Phosphorus	30.973 761(2)
F	氟	Fluorine	18.998 403 2(5)	Pb	铅	Lead	207.2(1)
Fe	铁	Iron	55.845(2)	S	硫	Sulfur	32.065(5)
H	氢	Hydrogen	1.007 94(7)	Sn	锡	Tin	118.710(7)
Hg	汞	Mercury	200.59(2)	Zn	锌	Zinc	65.409(4)

主要参考文献

[1] 崔玉主编. 有机化学实验 [M]. 北京：科学出版社，2009.

[2] 郭艳玲，刘雁红，崔玉红，等. 有机及物理化学实验 [M]. 天津：天津大学出版社，2008.

[3] 路平主编. 医学有机化学实验技术指导 [M]. 武汉：湖北科学技术出版社，2007.

[4] 高等医学院校有机化学立体化教材编写组. 有机化学实验 [M]. 北京：高等教育出版社，2005.

[5] 武汉大学化学与分子科学学院实验中心. 有机化学实验 [M]. 武汉：武汉大学出版社，2004.

[6] 唐玉海，刘芸主编. 有机化学 [M]. 西安：西安交通大学出版社，2002.

[7] 龙盛京主编. 有机化学实验 [M]. 北京：人民卫生出版社，2002.

[8] 王清廉，沈凤嘉. 有机化学实验 [M]. 北京：清华大学出版社，2001.

[9] 兰州大学、复旦大学化学系有机化学教研室编. 有机化学实验 [M]. 2版. 北京：高等教育出版社，1994.

[10] 王家瑛，王爱兰主编. 医学有机化学实验 [M]. 武汉：湖北科学技术出版社，1994.